子ども時代を過ごした
すべての人と
最も小さくて偉大な存在
ウィルスたちへ捧ぐ

Children well catch cold with Kup&Gib
July 26,2020
445 Sakai Kagami-ishi town Iwase-gun Fukushima
969-0401 Japan
Tel&FAX:+81(0)248-94-7353
E-mail: magnolianohi1309@yahoo.co.jp
Publisher: Magnolia Shobo in NPO Corporation Magnolias Licht Office
Author / Publisher: Shinobu Yamamoto
Illustration: Marie and others
Cover design: Yuta Takahashi
DTP / Binding: Atsuhiko Mori
Cooperation: Otake Kazuo, Hashimoto Kyoko, Hashimoto Fumio, Yoshida Hidemi

マグノリア文庫❼-1

クプとギプと上手にかぜをひく子①

～痛くない未来の注射～

山本　忍

マグノリア書房／ビイング・ネット・プレス

はじめに

かぜはひかずにすませたい。
ひいたらすぐに治したい。
果たしてそうでしょうか？
子どもは風の子、
かぜをひかない子はいません。
むしろ、上手にひくことが大切。
こどもの成長に深く関わるウィルスたち。
この本は、彼らに対し、
愛と畏敬の心をもって向きあい
わかりやすく解説した物語です。
高２と小６の兄妹が語る世界を
どうぞお楽しみください。

上手にかぜをひく7つのメリット

1 正しくうつす力が身につく

真似る力が身につく。うつす（映す・写す・移す）力がつく。最善のタイミングで、自分が写すべきものを移せる。話す力が身につく。軽くてすむ。夜熱が出ても、翌朝元気に学校に行ける。

2 真実を知ることができる

身につけるべきものが身につく。空気を読める。正反対の情報、様々な意見を吟味できる。一晩かけて自分の正解にたどり着ける。賢くなる。算数ができる。オリジナルの意見を持てる。

3 美しいと感じる心が育つ

人の気持ちがわかる。外国語が身につく。歌が上手になり、楽器の演奏が上達する。人を喜ばせることができる。教養が身につく。美しくなる。

4 愛をもって良い行動がとれる

運命の人に出会える。人の喜びが自分の喜びになる。薬や注射がいらなくなる。「病気を治す研究」から「幸せになる研究」へ進む。

5 勇気が身につく

我慢できる。痛みやかゆみを軽くできる。自分オリジナルの道を発見できる。決断力と集中力がつく。ブレイクスルーする力が養われる。超絶技巧の名人への道。

6 先人たちが喜ぶ

おじいちゃんおばあちゃんが喜んでくれる。畏敬の念が身につく。罹るべき病気に罹り、危険を回避できる。怪我や病気になっても治る力が強くなる。事故や病気の意味が理解できる。感謝できなかったことにも感謝できる。

7 ウィルスたちが喜ぶ

人にうつさなくてすむ。学んだことや免疫力を次の世代に伝えていける。帰依する喜びを学べる。人類の進化に貢献できる。

そして、デメリットは0（に近い）

2人の語り手

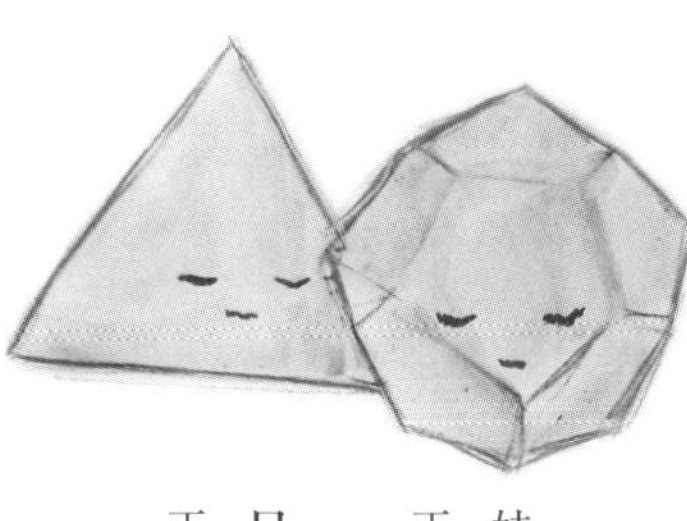

妹 クプ（小6）
正十二面体

兄 ギプ（高2）
正四面体

私はクプ、

クプには、正五角形の面が12あるの。
線は30、角は20よ。
兄のギプは、正三角形の面が４つ、線が６つに、角は４つ。

私たちがしようと決めたのは、ウィルスさんたちの「通訳」。
情報を正しく伝える橋渡しの役目。
それも音楽的に美しくね。

今も昔も、地球の人たちは、ケンカばっかりしているから
仲良くなるきっかけになればいいなと思う。

兄もケンカして学校に行かない時期が長かった。
でもそれが今は役に立っているんですって。
確かにケンカする人の気持ちがよくわかるんだろうな。

クプは、白樺からできているの。
だから軽くて色白なの。
2人とも生まれは秋田県白神山地。
ギプは楢（なら）。樫（かし）（オーク）の仲間。
でも本当の故郷は、ずっと遠くの宇宙（そら）。
クプは金星、ギプは火星。
ちょっとビックリでしょ。
秘密はまだまだたくさんあるから
ついてきてね。

目次

はじめに……2
上手にかぜをひく7つのメリット……3
2人の語り手……5
1．太陽
お日さまとお話する byクプ……11
観ると変わる／わたるくんは幸せだよ／痛くない注射／重さと軽さ／畏敬
立春の授業 byギプ……12
3限目世界史～闇～／昼休みの音楽室～腐～／午後の授業4限目は古文～聖～／コラム①先生たちの通信簿／5限目V先生の化学～月～／6限目現国～業～／夕飯の前に～前座～／2月5日 月が牡牛座の朝
2．金星
12の詩（ポエム）byクプ&ギプ……41
1．触れ合う（天秤座）……44
2．かごめ（蠍座）……46
3．かぜを迎える（射手座）……48
4．蓋つきのプレゼント（山羊座）……50

5．悪と手足（水瓶座）……52
6．母乳（魚座）……54
7．砕く・光る・見る（乙女座）……56
8．熱が出たら（獅子座）……58
9．こどもに聴く（蟹座）……60
10．潜伏期間（双子座）……62
11．も～も～牛さん（牡牛座）……64
12．円環（牡羊座）……66
コラム②星屑会議「蓋のゆくえ」……68
コラム③星屑会議「展示を終えて」……69

3．水星

ウィルスへのインタビュー&20＋1の往復書簡 by クプ&ギプ……71

／	ウィルス／細菌	件名等
1-1	ジフテリア菌	脅かすのはもうやめます
1-2	溶連菌	言うべきことをきちんと言います
2	肺炎球菌	故郷にはいつでも帰れるよ
3	百日咳	１００日先の情報をお届けします
4	日本脳炎	多様性の尊重

	ウィルス／細菌	件名等
5	インフルエンザ	燃やして映し、写して萌える
6-1	結核	光の欠乏、汗を盗まれる物語
6-2	コロナ	14歳の心臓、笑いの冠
7	ロタ	白いウンチは川を渡った証拠
8	ムンプス	まみむめムンプス、マ行が鍵
9	A型肝炎	ボタンのかけ違いの修復
10	パピローマ	愛と赦しのポリープ
11-1	ヘルペス	堪忍袋を鍛える
11-2	RSウィルス	夫婦宅急便
12	Hib	グローバルに生きる人のために
13	B型肝炎	腕のいい大工さん派遣しています
14	ポリオ	環境への敬意と供犠
15	破傷風	約束(天命)を果たすためのブレイクスルー
16	麻疹	不可能を可能に変える魔法
17	風疹	人生の坂を軽やかに乗り切る
18	髄膜炎菌	この世は生きるに値する
19-1	アデノ	知恵熱

	ウィルス／細菌	件名等
19-2	リンゴ病	空飛ぶ予感
19-3	手足口病	手と足と口を上手に使えるように
20-1	天然痘	牛に聴く
20-2	ペスト	ネズミに聴く
21	HIV	未来の人類に続く道

4. 月

うつす …… 133

1. 部活レポート by ギプ …… 134

落語・漫才部　笑いを写す …… 134

オイリュトミー部　天の動きを移す …… 135

2. 通訳　相手の世界を映す …… 140

コラム④座敷童ウィルス（EBウィルス） …… 153

コラム⑤マスクと手洗い …… 159

3. 予防接種2020を眺める人類2220　ときを遷す …… 160

終わりに …… 189

第2巻の予告 …… 190

木製多面体リスト …… 191

マグノリア文庫一覧 …… 192

1. 太陽

お日さまとお話する

観ると変わる

ウィルスは、
宅急便のお兄さん。
悪ものはいない。
そんなの、
小学生のジョーシキ！
鬼ごっこの鬼役は
終われば友だち
（だいたいは先生）。
本当のことがわかれば
みんな変われるよね。

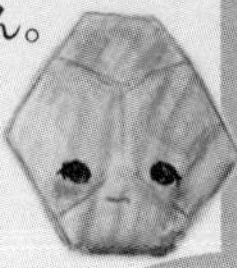

痛くない注射

ワクチンは丈夫に
なるために必要だって
大人は言うけれど
でも痛いのは、やだよ〜。
痛くない注射発明してよ〜。
腕にコロコロ転がすだけの
優しいやつがいいな。

畏敬

注射針の代わりが
ギプの角張った頭。
注射液の代わりが
樹のぬくもり。
これなら全然痛くない！
お日さまはホントに
偉いなぁ。

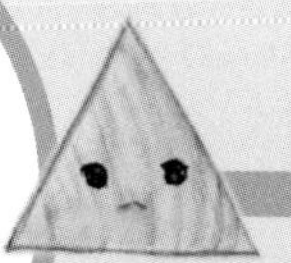

わたるくんは幸せだよ

ウィルス脳炎で、
わたるくんは９歳で
障がい児になった。
歩けない、話せない、
でも見える、聞こえる。
10万人に１人の病気は10万倍の
幸せの種になるんだって。
30億人の中からお母さんを
選んだこと、それが一番
の自慢なんだよ。

重さと軽さ

重さがあるけど軽い
木の香りがする多面体。
きれいな水と風の森で
職人さんの手作り。
子どもたちの二の腕で
お母さんの手の中で
遊ぶように軽やかに踊る。

立春の授業

今日は２０２０年2月4日。暦の上では春だけどもちろん未だ寒い。１、２限の授業（英語と数学）はサボって3限目から出席した。僕らの高校でもそれなりにかぜは流行っているけれど、マスクしている人はほとんどいない。世間の新型コロナ[1]騒ぎで、マスクせずに満員電車に乗ると、白い眼で見られるので、僕の遅刻は、時間差通学ってことにしておく。英語の授業は？って。僕は帰国子女だから、火星からのね。

３限目世界史　～闇～

K先生の授業は、当たり外れがあるけど、今日の授業は結構、僕的には大当たりだった。

節分で光の量が変わるというのが切り口で「闇と光」「レンブラントの絵」、そこからオランダの街のフェルメール（画家：真珠の耳飾りの少女など）とレーエンフック（顕微鏡をつくった人）の出会い（２人とも１６３２年デルフト生まれ）から、いつの間にか、中国満州を舞台に日本軍が行った闇の歴史に移っていた。ビデオでみる７３１部隊[2]の真実はインパクトがあった。僕みたいな性格は、精密機械の話になると、ぐっと身を乗り出したくなるけれど、生体実験や細菌兵器の話には一瞬で凍りつく。クラスの女子たちも引いていたけれど、その先を聴かせてって感じで皆、耳だけはそばだてていた。生物兵器製造に用いるペスト・コレラ・チフスなどの菌の培養に携わった一人の軍医。極東軍事裁判で証言台に立ち「自分の行った悪事に対し、生まれ変わった人間として人類のために尽くしたい。」という白黒の映像から肉声が響く。ここで熱いものがこみ上げてきたけれど、ここはスルーという子たちの方が多い。一方、裁判も免れ、罪も問われず、戦後国立大学や大手製薬会社（ワクチンをつくる会社）に天下りした人たちがたくさんいることも知った。放送にはなかった彼の内面を、K先生は描いてみせてくれた。NHKがよくここまで放送したなぁと思う。中でもこの部隊を率いた悪の権化のような部隊長。彼の生い立ちや特に青少年期の生き方、まるで高校時代を一緒に過ごした同級生なのかと思えるようなリアルさ、彼そのものになりきったような話し方が、K先生の凄さであり優しさだなと思った。悪役を引き受け、自分しかその役を演じきれない、歴史の一コマになり切る矛盾・潔さ……それらが一緒に響いてきて、今日聴けて良かったと思えた。

「歴史は人間によって作られる。勝者にとって都合のいい歴史が残っていく。その歴史の中で、闇に葬られたエピソードにこそ学ぶべきものがある。」

K先生の一貫したスタンスだ。そこに自らの存在意義を感じているのだと思うけれど、だから公立高校を追われたんだろうなぁ。

誰もがヒーローにも悪役にもなる可能性がある。ほんの紙一重の差で、どちらの道へ進むかが分かれる……いつもなら早弁するのをすっかり忘れていた。

授業が終わる頃、いくつかのことが脳裏をよぎった。

「これって、新型コロナウィルスが生物兵器だってこと？　隣のクラスのRが言ってたネットの噂はやっぱり本当なのか！」

「自分たち日本人が中国で行った悪行を知れってこと？　歴史に学べってことか」

闇に光を当てると、そこから生み出される色、妖しく光る青が鮮やかに僕の網膜に描きだされる。その後、立ち位置を変えると、黄色の鮮やかさがじわじわと押し寄せてくる。今日の世界史の授業そのものが、光と闇、色の秘密を見えないキャンバスに描き出していたのだ。深く息をしていたら、右隣の席のN美（芸大志望）と目があった。

「私もよ。」

彼女も同じ色を見ていた。

先生たちは、決して結論を言わない。僕らが考えて、自分なりの答にたどりつけるように情報だけを提供してくれる。どう考えるかは僕らの自由だと。高1の頃はよく意味がわからなかったけれど、先輩たちから聞いて、僕らも真似してたら、段々それが様になってきた。

昼休みの音楽室　～腐～

昨日の放課後、3年生のH先輩から、僕は「明日の昼休み音楽室に来いよ」って言われていたので、同じクラスのAも一緒に連れていった。Aは最近めったに学校に来ない。高1の時、イタリアのデザイン・コンクールのブロンズ賞受賞（その後ゴールド、プラチナと立て続けに受賞）以来、オファー殺到で、今は男性化粧品の瓶の新作に取り組んでいるらしい。香水で言えば、シャネルの5番の瓶が究極の形で、それを上回る形を生み出すのは最難度のテーマなのだそうだ。瓶を持つ時、女性と男性では、手の位置や比率が違うのが重要で、それを形に落とし込むのだそうだ。光の加減や色彩についても、僕らの目には、同じオレンジ色にしか見えないのに、Aの目には少なくとも12段階のグラディエーションが見えている。その色を見極める才能が学問やビジネスのジャンルを超えて評価されているらしい。

さっき気づいたのだけれど、僕は今朝、家に弁当を忘れてきていた。早弁しようにもできなかったのだ。それを知ってか知らずか、H先輩は僕らのためにサンドイッチをちゃんと二人分用意してくれていた。料理の腕は有名で、有機野菜と卵のサンドは最高に美味しかった。2つの絵が既に板書されていて、先輩のピアノ演奏を聞きながら、その絵に見入っていた。先輩は絵もうまいんだよな〜。

僕らがサンドイッチを食べ終えるのを見計らって、先輩は話し始めた。昨日の物理の授業の話だと聞いていたけれど、それを音楽的に説明してくれるらしい。どうやらピアノ演奏そのものが既に前振りになっていて、僕は心臓のあたりに変化を感じていた。

H「Gスケールの一部（楽譜1）を聴いただけでも、この音質が、暖かさを運ぶ音だということがわかるだろう。中心点はすべてGで、Gはすべてを抱擁し包んでいる。それが土星の音。この暖かさを、最初は心臓だけが受け取り、その後脾臓がそれを保管するようになると心臓はGではなく、Aに基づいて動く（AとGを演奏）。

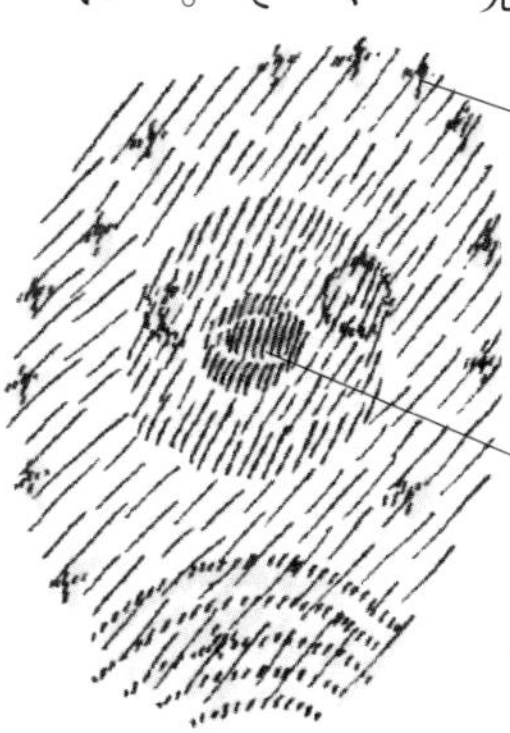

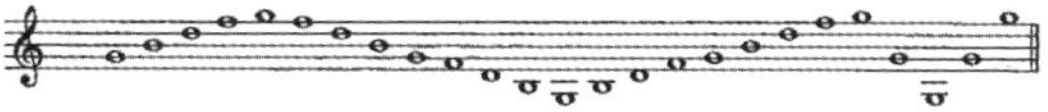

楽譜1[4]　G＝ソ　A＝ラ

黄
青
赤
オレンジ

図1：7歳までの心臓[3]

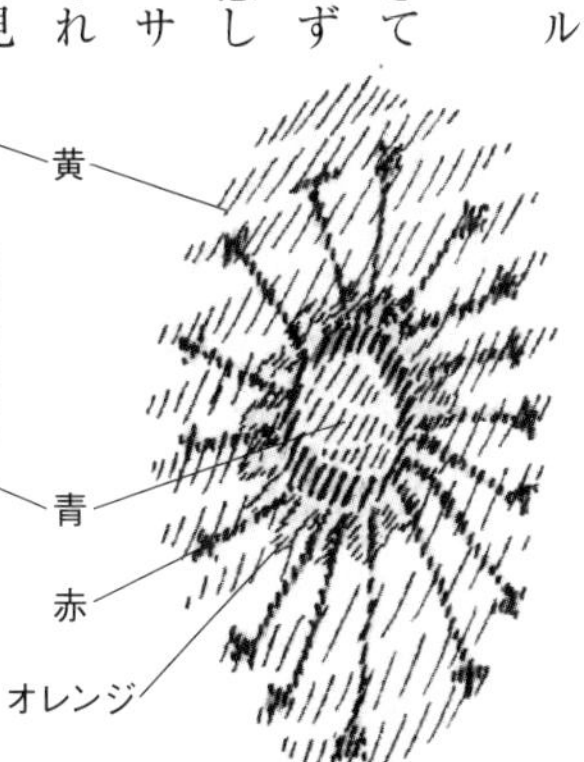

図2：7〜14歳の心臓

この2つ（GとA／ソとラ）は隣の音だけど、全く異なる質をもっている。元の暖かさは光に質的に転換するわけだけど、2つ（GとA／ソとラ）一緒に演奏すると、どうしても不協和音になる。でも、こうやって演奏すると（楽譜2）、一つには完全な力強さ、一つには独自のキャラをもつフォルム（外観）と内部構造を獲得できるんだ。」

話の内容を理解する前に、GとAって僕（ギプのG）とAの2人ってことで、僕がAを連れてきたのも偶然じゃなく、2人一緒にここに呼ばれる必然性があったのね！　今日、それぞれ自分の名前の本質に出会ったような気がした。

先輩の弾くGは温かい。7歳まで親や周りの人たちの暖かさ、力強さに包まれて（G）、自分の中心をつくり、14歳までに暖かさを光に変えて自分の個性を輝かせていく（A）ってことなんだと僕はまず理解した。

一つ気になったのは、先輩の「verfault（verfaulen 腐る／崩壊する）」という言葉。先輩の頭は時々ドイツ語で考える。左の幼い時の心臓（図1）が、腐って右の新しい心臓になるって言ったけど、それってどうなのよってこと。腐って心臓止まったら大変じゃないの？　と思って質問すると、先輩から明快

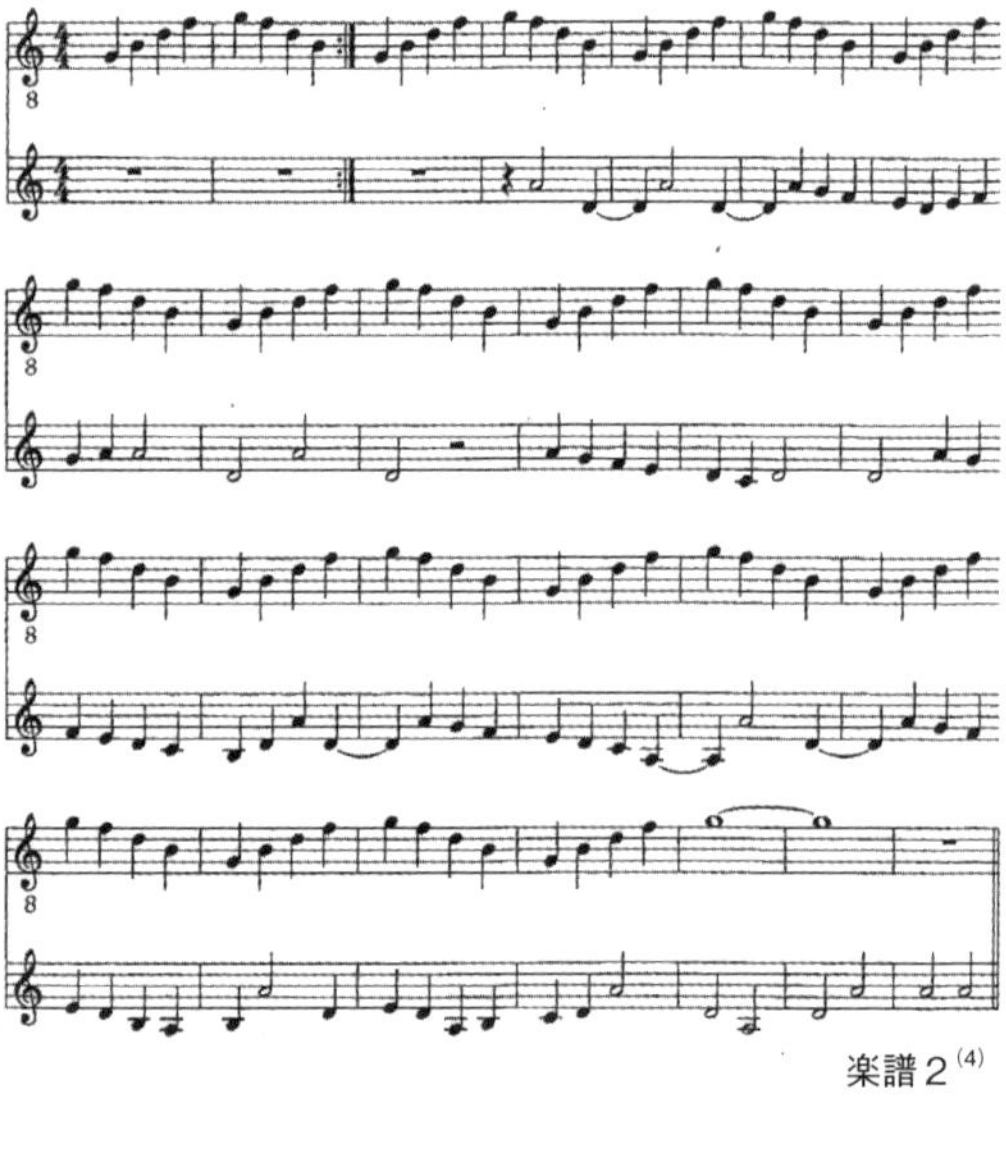

楽譜２(4)

な答が返ってきた。

H「ドイツ語で faulen も腐る（リンゴが腐る等々）という意味で使う。これは成熟して花や実をつける時、純粋に植物的な要素だけでなく、風や虫（動物的）の力を借りる。実がさらに種になるためには、人間や動物に食べられて破壊されるか、腐るしかない。だから腐ることは、循環する命に必要な経過で、伸びて上に向かう方向から、下へ落ちていく方向に変わる瞬間の出来事なのだ。faulen に ver をつけた verfaulen は、〝腐る方向に向ける〟という意味や、〝腐っていく経過全体をみる〟〝ターンするプロセスを俯瞰してみる〟意味を含んでいる。」

G「発酵との関係はどうですか？」

H「ドイツ語では、Gärung（発酵）fermentieren（発酵する）という単語があって、faulen（腐敗する）と対比される。人間の都合で、価値ある方を「発酵」（植物主体）、価値の無い方を「腐敗」（動物主体）と呼んでいるんじゃないかと思う。何となく、落ちていく方は悪いこと（腐敗）で、立ち昇ってくる方が良いこと（発酵）のようなイメージをもちやすい。でも、人間の成長には、上に行く時には、下へ落ちることも同時に必要で、落ちるものが多いほど、高みに昇ることができるんじゃないかな。発酵には、時間的要素が深く関わるし、最も欠かせないのが人間的要素だ。微生物たちの働きに対し、人間がどうあるか、良き心・良き言葉なのか、悪しき心・悪しき言葉なのかで、結果は正反対になることもあると思う。」

…質問して良かった。この「腐」が僕の「腑」に落ちた。そして、一晩寝かせた後、接頭語の ver がきっと別の姿で立ち昇ってくることだろうなって、この時予感した。

それにしても、先輩って天才の中の天才だなと思う。高1の頃、僕は早朝（日の出から1時間後、夏はだいたい5：30頃）の英語と数学の授業をとっていた。それぞれ2時間ぶっ続けでも退屈を感じたことはほとんどない。数学の授業を当時高2のH先輩がすることも多く、無茶苦茶面白かった。たぶん前衛的建築家の資質がベースにあるはず。素数や幾何学の話なのに、骨（髄）が歌うような感じを何度か体験しているし、オーケストラの演奏を聴いているようだとTたちは言っていた。数学以外の他の教科の先生たちも入れ替わり聴講するほど、先輩は一目も二目もおかれていたのだ。

サイコロの話は特に印象に残っている。僕らは、サイコロを6つの数字をランダムに出す単なる道具としてみているけれど、あの6面のフォルムができてくる過程、その素材内部の構造が最終形に至ったプロセスを先輩の目は観ていた。立方体でできた古代の神殿を作り上げた力は、ブナ（土星の樹）に働いていて、地球上でのブナ林の歴史的役割を愛情たっぷりに語ってくれた。実は今日の音楽的心臓形成（図1）の話もカオス・熱を内在する土星の働きで、「あ〜ピースがまた一つ繋がったな」と思ったのだ。

ところで、先輩の今日のピアノ演奏や話の元[3][4]って、本当に昨日の物理の授業だったの？と思えるけど、天才の耳や目は、そう読み取ったんだろうな。「物理」は「物」の「原理・真理」って意味だと思うけど「物」って現代人が考えるような「物」じゃない。壮大な時間経過を経験し「理」を内在した「偉大なる存在」なんだということを僕は学んだ。「物」は「非生物」に見えるけれど、かつて「生物」として経験を積み、その経験を「生物」たちの「営み」に捧げるため、素材となってくれる存在なのだと思う。

現代の科学で、ウィルスは生物と非生物の中間にあるとされているけれど、それならなおさらのこと、ウィルスこそ偉大な存在だと僕はずっと思っている。そんなことを思い巡らしながら、ホワイトボードをもう一度眺めたら、突如わかったことがある。

「図2って、コロナウィルスじゃん。」

光が人に閃きを与え（黄）、発明発見が世の中をどんどん便利に快適にしているものの、とどまるところを知らない欲望や物質的思考は冷えを加速し、やがて氷河期を招いてしまう。本来内在している暖かい熱（赤）で、内側から暖めること。そのためには叡智（オレンジ／瞬間的に働く、より高い熱）が必要で、大い（覆い）なるものへの畏敬の念（A）がそれを可能にする。図1から図2への移行の際、つまり「腐って崩壊する」時、その熱が働いた結果（ex.超新星爆発）、こぼれ落ちたもの、いわば星屑となったのがコロナウィルスだ！と僕は直観したのだ。だから、コロナウィルスの本質は、太陽のコロナ[5]と同じ太陽周辺のフレアの部分、オレンジ色（図2）にあり、叡智を担ったものだ。コロナウィルスは、コロナ（クラウン／冠）に似ているから名付けられたものだけど、顕微鏡の中、鏡に映してしまうと本質は抜け落ち、残骸だけをみてしまう。本質は分析するのではなく、全体を心の目で観て初めてわかるのだ。

色のスペシャリストAに言わせると、どの色にも12段階の力が働いていて、特にオレンジの12段階は重要で、段階を踏んで理解が深まると、働きも力の浸透も変わっていくのだと言う。叡智が新たな秩序をつくり、人を安心させ、それが小さきものへの慈しみへ変容していくってことなんだろうな。やっぱりさりげなく凄いよ、この人たち。

午後の授業4限目は古文　～聖～

古文のB先生は、学校中で一番人気の先生だ。白髪まじりの髪を撫であげる仕草が素敵という女子も多い。先生の奥さんは、高校のかつての教え子で、僕のお母さんのクラスメートだった。それは20年以上前の話で、「光源氏と若紫の現代版ね」って、僕が高校生になったのを機に聞かせてくれた。ちなみに僕の母はバツ2、子持ちのシングルマザー。顔もスタイルも20代のまま、ゲームもはんぱじゃない。

B先生の授業に啓発され、枕草子や源氏物語は高1の時に読破した。クラスの女子たちは皆、源氏物語の登場人物の名前でお互いを呼び合い、帚木（ははきぎ）、空蝉（うつせみ）、夕顔の君がこのクラスにいた。1年秋の文化祭では、2、3年生に交じって、自分たちの教室を、宮中さながらに仕立てあげ、天皇に仕える女官の房の一画で、お茶会を催し、踊りを披露するなど、本格的絵巻物だった。

中でも、歌を詠みあって紫式部の世界を描いた場面は秀逸。藤原道長が訪ねてきた時の紫式部が詠んだ句と、道長の返礼の句。

女郎花（おみなえし）
さかりの色を
見るからに
露のわきける
身こそ知らるれ

白露は
わきても置かじ
女郎花（おみなえし）
心からにや
色の染むらん

おみなえしの美しい色に比べると
分け隔てして露すら置いてくれない
私の見苦しさが感じられます。

露が分け隔てなどすることはない。
おみなえしは　自分から美しく
染まろうとしているのですよ。

さらに、理系で薬学部志望の子たちは、女郎花（おみなえし）という植物そのものを研究して、模造紙にまとめて発表していた。女郎花という名前にもインパクトがあるけれど、日本では元々「敗醤」を当てていたという。花を室内に挿しておくと、醤油の腐敗したような匂いになっていくことに由来するらしい。そんないわれより独自の発表内容がすごかった。茎が伸びて葉っぱが開き、花が色や匂いを放っていくプロセスを「拡散」、露をつくり、萼や実をつくる動きを「収縮」という風に説明し、男女の歌のやりとり、生命が育まれる様子を表現したのには正直驚いた。ただでさえ、匂い立つめくるめく世界に、才気もあふれていて、僕はめまいのしっぱなしだった。

女の子が女性に変身していく瞬間を、僕らは直に立ち会っているけれど、それを言葉で表現するのは、高2には荷が重い。だから、みごとに歌や詩で表現してしまうB先生の人気が高いのも当然だと最初は思っていた。授業中教室を抜け出したり、椅子に座っている時間の方が短いって奴も少なからずいるにもかかわらず

「君たちのような英才の前で話をすることが、私にとっての一番の喜びだ。」

ってことを、繰り返し伝えてくれていた。後で聞いた話によると、逃げ出す奴を見た時、教師になりたての頃は、かなり叱っていたらしい。ある時、目の前にいる生徒たちは将来、世界的科学者や有名女優

になるようなダイヤの原石で、その光輝く前の段階に自分は関わらせてもらっている有難さを感じるようになったという。実際、教え子の少なくとも3人は誰もが知る有名人だ。それで、怒りたくなった時こそ、この「君たち英才…」ってフレーズを20パターンくらい用意して自分への戒めにしているのだという。人は互いに磨かれあって光るのだなと思う。

B先生の口から零れ落ちてくる宝石のような言葉。人間の悲しいまでのサガ、時の移ろい、命のはかなさ、小さな生き物たちの帰依…それらが、暖かいボールになって僕のお腹を通り抜け腰のあたりを柔らかく包みこむのを感じることがある。

鳴きよわる　まがきの虫も　とめがたき　秋のわかれや　悲しかるらむ

「冬が近づいて、弱々しく鳴く籬の虫たちも、わたしがあなたを引き留めることができないように、過ぎゆく秋の別れが悲しいのだろう。」

『紫式部集』より

まがきの虫は僕のお腹の中にいる。今日も虫たちのいるお腹の中を、ボールがゆっくりと通り抜けて、背中の椅子のところでじっとしていると思った瞬間、僕はそのボールの中にいた。数秒だったのか、数十分だったのか、再び授業中の教室に戻ってくると、B先生は時々引用する聖書の一節を語られた。

「すると、王は答えて言うであろう、『あなたがたによく言っておく。わたしの兄弟であるこれらの最も小さい者のひとりにしたのは、すなわち、わたしにしたのである』

〈マタイ福音書25：40〉

なぜ、今日この一節をB先生が紹介したのか、話の流れを覚えていなかったけれど、紫式部の歌と、この聖書の一節が僕の中で結びついて、「最も小さな生き物って蜂や蟻かな？」と思ったけれど、やっぱり細菌やウィルスだな。人間がウィルスを敵だとみなして撲滅しようとすると、人類はまとまるかもしれないけれど、たぶんそれは、キリストを磔刑に処したのと同じことなんじゃないかと思った。世界中で壮大な間違いをしているのかもしれないし、少数派でも、たった一人でも真実は真実で、自分のお腹の虫に聴くことだとその時思ったのだ。

「小さな蜂の中にも、ウィルスの中にもキリストがいる(6)…。」

休み時間に、今の授業中に起きたことを振り返り、僕は両手を広げて胸の前に大きな暖かいボールをつくってみた。植物が花を咲かせる時、香りを放ち、蜜蜂たちに受粉の準備ができたことを知らせて、両手の囲いの中に入ってきてもらうイメージだ。僕はミツバチと一緒にボールを壊さないよう、そっと包み込み、慎重にお腹の中心を通って背中へ移動させる。この時、僕のお腹は透明になっていて、よく見ると、ここは肋骨と骨盤の間で硬い骨がない。骨が地面の硬さで地球だとすれば、柔らかなお腹は、無限の宇宙空間だ。そして、お腹の中心を抜ける瞬間、くるりと反転して、内が外、外が内になったのだ。包み込んでいた僕が、ずっとずっと大きな手で包まれ、僕はお腹の中、宇宙の中にいて、自分が虫になっていた。

両手を広げて暖かいボールをつくるのをBの動きと言うらしい。確かにBというアルファベットの形はそう見える。縦の直線の左側にはきっと反対を向いた見えないBがあるのだろう。この動きは外にあるものを包み込み、自らのお腹で消化するのに役立つので、学ぶ力を高める。「咀嚼」「精妙さ」「生命力」「認識力」に対応しているのだとのこと。女子たちは赤ちゃんを抱く喜びと言う。

名前にも名字にもBはないのに、先生がB先生と呼ばれる理由がこの日わかった。英語読みの「ビー先生」と呼ぶときは蜂をイメージするけど、多くの先輩たちはドイツ語で「べー先生」と呼ぶ。ビー、べー、ブ、バ、ボ…と口に出している時に何かが段々鮮明になってきた。

べー先生は、僕がボールの中に入るタイミングに合わせて、聖書の話をしてくれたのだ。僕だけのために？ そう僕だけのためだ。この日に限っては。そして、聖書の聖の字は、「耳」「口」「王」でできているけれど、耳で聴き、口から出る言葉を王の言葉にすることなのだとほぼ同時に気づいた。王とは、唯一、神と繋がっている存在のことだ。そのことに気づいた瞬間、バースデイ Birthday だ！ そうか、バースデイを祝福してくれる、だからB先生なのか。だから一番人気だったのか。そりゃ嬉しいよ。この喜びを幾多の先輩たちが感じて巣立っていったんだろうな。

その時、クラスメートが数人僕の周りに近寄ってきて、他の人たちに気づかれないよう、祝福してくれた。なんだよ～お前たち、いつの間にいつの授業で祝福されたんだよ～。ニコニコしながら、I（女官ネーム帚木）が口に手を当てて言った。

「シー、まだの子たちもいるので内緒にしておいて。」

コラム① 先生たちの通信簿 〜正二十面体のすぐれもの〜

僕らには試験も成績表もないけれど、先生たちにはそれらしきものがある。通常の学校と正反対だ。決して先生たちへの人気投票ではないけれど、結果的に人気がないとこの学校には残れない。授業が終わると、僕らは先生の授業を評価する。先生が話すべきことを話したか、僕らのニーズにあっているか、世の中の進化に貢献するか、大きくこの3つが評価基準で、「自分・相手・周囲」が共に喜びを分かちあえるかだ。

僕たちは入学時や学期の変わり目に、小さくて柔らかい素材でできた正二十面体を12個（先生の人数分）もらう。この正二十面体の中心を見つめて、「良かった」「感動した」「残念」「ここはこうじゃない」とか、色々考えをまとめて言葉の息を吹き込む。すると、僕らの息は、らせんを描きながら中心とのズレを正確にこの正二十面体に刻み、残念な結果が多いと少し歪むのだ。当日の授業後すぐそれを先生たち固有の箱に投げ込む子もいれば、翌朝入れる子もいる。僕は後者で、一晩じっくり考えてから、箱の底にそっと置く。授業直後と翌朝では、印象が全く反対になることもしばしばで、多くの子たちがそうしている。次の授業の時には、だいたい自分用の正二十面体が机の上に乗っていて、正二十面体は歪みも汚れもないまっさらの状態に戻っている。繰り返し何度も使える優れものだ。

この正二十面体はいったい何の素材でできていて、どうしてそういう働きをもっているのか不思議でならなかった。7つ上の卒業生の卒業作品だ

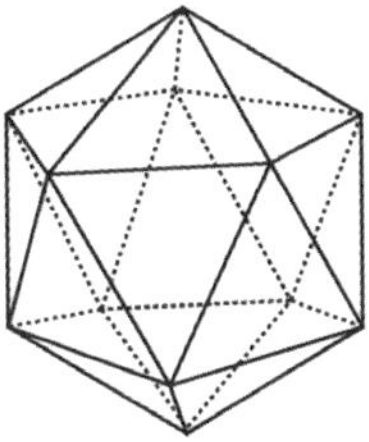

そうで、以来僕らの学校で欠かせなくなっている。これは便利だし、世の中に普及したら素敵だと思う。

正二十面体は、角(頂点)が12、辺は30、そして面が20あり、1つ1つの面の形は正三角形でできている。

先生たちは、前日までに授業内容の中心を決め、要点12種類を用意する。それが当日生徒たちとのやりとりや、そこから生まれる新たな気づきをつなげて辺をつくり、最終的に20の面ができるのが理想なのだそうだ。3つの評価基準が正三角形という形に現れ、穏やかな波、透明な鏡の20の平面をもつ正二十面体になる。だからこれは、先生の通信簿でもあると同時に、生徒との情報のやり取り、世界とのつながりを通じて、真理の探求に役立つ未来的グッズなのだ。

B先生は、僕がバースディを迎えることを察知して、ふさわしい話をしてくれたのも、この正二十面体のおかげだ。B先生は、恩着せがましいことは何一つ匂わせず、クラスに1人祝福される存在が誕生した喜びだけを噛みしめ、そしてすぐ忘れる。名誉や「いいね」を決して要求しないのだ。

5限目V先生の化学　～月～

「トップ女優麻薬で逮捕」のニュースが新聞の1面だった日の授業に、V先生は大麻の話をしてくれた。注連縄(しめなわ)まで持参して、麻のもつ神聖な役目を僕らは縄を触りながら感じていた。クリエーターT氏のライフスタイル、CS60(7)やタイムウェーバー(8)という先端の波動機器、次世代シーケンサー(9)で発見された膵臓癌とアドレスホッパー(10)の関係なんかは、時代の先端で起きていることを感じられて、本当に面白かった。今日の授業は、午前中の世界史とも連動していて、生物兵器の作り方と、新型コロナウィルスの遺伝子構造だった。

V先生「このウィルスの全シーケンスが既に解明されている。「GTNGTKR」「HKNNKS」「GDSSG」「QTNSPRRA」という4つの蛋白質に着目すると、専門家ならピンとくる。これはHIV-1（エイズウィルス）がもっているもので「HIV-1（の性質）を挿入したウィルスだ」という内容の論文をインド工科大が発表した(11)。するとロビイストたちは「この蛋白によって、抗体そのものができない可能性がある」と呼応して、メディアがそれを仰々しく英米の拠点から報じた。

口元に笑みを浮かべながらV先生は

「メディアの悲愴（皮相）的な情報は鵜呑みにしてはいけない。」

「どんなに科学が進もうと、人間そのものを科学で生み出すことは不可能だ。」

と、いつものフレーズを確認するように語った上で

「この遺伝子配列（事実）をしっかり観察し、思考を働かせれば、製作者の意図も自ずとわかる。善良なる神の意図なのか、邪悪な人間の意図なのか一目瞭然だ。」

この一瞬だけ、V先生が熱くなった。数秒すると、すぐにホワイトボードに、赤と青のマーカーでよどみなく、ウィルスのカプシド（膜）構造の仕組みを描き出していた。この人、本当に生物兵器を作っていた一流の研究者じゃないかとさえ思えるほど。

その膜構造が幾重にも多次元的に折り畳まれている様子（ウィルス学というより理論物理学）を眺め

るうちに、僕の耳には、ショパンのノクターン8番が響き始めていた。湖面に煌々と映しだされる月、この湖はかなり標高の高い山の中腹にある高層湿原の池塘(12)で、その月をV先生は見ている。先生が登ってこられた道とは全く別ルートで、おそらく僕は登らせてもらっていると思うけれど、おそらく同じ光景だ。

「いっちゃってるな」

と思わず口をついて出そうだったけど、きっとこの湖面は真理を映し出しているんだろう。

後で知ったことだけれど、インド工科大の発表というのは、1月31日に出て、わずか2日で取り下げられたのだという。2日しか日の目を見ず、闇に消された論文をしっかり確認し、それを僕らにわかりやすいよう、自分の言葉で高い見地から解説してくれたのだ。フェイクとされる中に真実が、蚤の市の中にお宝が眠っている。

理系・文系に関わらず、僕ら高校生に先生たちがよく話してくれるのは、人が考えたことは真の思考ではなく′思考（ダッシュ）に過ぎないということ。

「大人たちが言うこと、常識と呼ばれるものを参考にすることは良い。でも本当に大事なのは、未熟でも自らの力を信じ〝心の目で観ること（観察）〟、〝自分の頭で考えること（思考）〟。そしてそれを繰り返し「洞察 Betrachtung」し、深めること。ただそれだけだと、ノーベル賞はとれても、世界を滅ぼす方に加担することだってあり得る。自分の目が見、耳が聞くこと（知覚）は、決して間違えない。判断だけが誤る。自分のお腹から湧き上がってくるもの、脳裏に閃くもの（直観）を大事にすることだ。それは自分オリジナルの見解（Anschauung）を生む。それこそ、君たちに与えられた自由であり、次の時代をつくる力になる。」

僕の体の中心から、湧き水のようにコンコンと湧いてくるものを感じる。K先生もB先生も、僕が知覚（一つ上の視覚や聴覚）のボタンを自分で押せるような授業をしてくれている。

新型コロナウィルスって、やっぱり人がつくったんだろうな。昨日聞いたRの説はかなり刺激的だった。

「世界を牛耳り、富を独占する一握りの支配者たちがいる。悪魔に魂を売った彼らは、人間の欲望を逆手にとり、富を思うままに集め、命さえも支配する。人間にとって健康は神から与えられたものだが、死の恐怖をつくり、それを利用する。新しいウィルスを作り出す時には、それに効く薬をその前に作る。自分たちのために。自分たちが病気になっても治るような保証だ。そしてこれは二重三重に役立つ。薬は完璧なものではなく、ブラフ(13)でいい。〝新しい病気に効く薬がある〟という情報だけで、金は生み出せる。だから、ウィルス登場後、驚くほど早く、薬も世に出るはず。仮に自分が製薬会社の社長で、Aという薬を大量に作る技術があったとする。この薬を売るには、その薬しか効かないウィルスを作ればいい。目先の効果さえあれば十分。人はやがてその薬のためにまた別の病気になるので、儲けはまた次の儲けを生む…。」

Rの親父は政界にも製薬業界にも通じる大物。親父の影響で、話が真実味を帯びていて怖い。R自身、不遇の時代（小3から筋金入りの不登校）を経て、自分がバイ（LGBTのバイセクシャル）であることをカミングアウトしたことで、立ち位置が確保できたのだろう。僕らにとっても信頼できる情報通になっている。

邪悪な心が生み出した今の世界の現実、この暗くてどうしようもない話、人間の愚かさ…、でも4限目のB先生の授業を聴いた後なら、僕は赦せる気がする。

「先生たちは職員室で予め相談して、1日の教科内容の流れを決めているんですか?」と、U香（女官ネームは空蝉）がある時聞いたら、最初はそうすることもあったけれど、いつの間にか何もしなくてもそうなったらしいと。どうやらそれは、僕たちがそうさせたのだと、先生たちは口を揃えて言っている。

6限目現国　～業～

現代国語のE先生は落語好き。ボソボソ喋る。もう少し噺家のように通る声でメリハリつけて喋ってくれればいいんだけどね。今日は芥川龍之介の「舞踏会(14)」の一節を読み、芥川の意図したことは、知識より経験の大事さ、庶民の温かさがインテリの冷徹さを上回るのだという視点、自らの立ち位置を自己批判的に描いているというところがやけに印象に残った。それだけで終わらないところがE先生のE先生らしいところ。いつの間にやら今日も「落語とは人間の業の肯定（立川談志）」って話になっていた。落語の歴史は、Ｙｏｕｔｕｂｅで、僕も聴いて、実際の寄席にも何度か足を運んだ。名人と言われる人たちはやっぱり（小三治や志ん朝は特に）いいなと思う。

E先生：談志が「コロナ」というお題で今回のウィルス騒動を落語にしたなら、枕はきっとこんな感じ…「世界のトヨタが70年代、世に出した新型コロナという車。対抗するブルーバードは、ライバル社Ｎｉｓｓａｎ（日産自動車）の車。どちらも太陽（日）に関わる大変いいネーミング。両社とも飛ぶ鳥落とす、日の出の勢いだったものの、やがてどちらの会社にも経営危機はやってくる。業績不振の工場を閉鎖し、人員整理して、何とか会社は危機を脱する。しかし会社をクビになって泣いた人たちは数知れず。個人の命より家の名誉が大事、切腹は美徳だった江戸時代。明治維新で世の中大きく変わり、大正・昭和・平成・令和と時は流れ、集団より個の自立が優先される時代になり、裏に隠されてきた事実が次々に明るみに出るようになった。そして、中国にいくつもの工場をもつ両社。その中国で、何やら物騒なものが生まれていた。これがまたコロナっていう太陽の落とし子だ…」お客さんは一気に話の流れにひきこまれ、「落とし子と言えば…」と江戸新作落語の「御落胤[15]」。これが今日の演目かと思いきや、まだこれも枕で、やっと今日の本題の古典落語に入っていく…悲喜交交、人情落語で名高い「芝浜」。「夢が覚めちゃもったいない」というサゲで閉めるところ。恋しい女房を讃えてサゲは「俺はお前に一(いち)コロナ」とでも閉めれば、満場拍手喝采というところ…。

僕は、この「一コロナ」の「コロ」に反応していた。中1の頃、僕はある女の子の魅力に「脳殺」され「死ぬ」ほど好きになった。中学校の入試では、結果的に競争相手を「殺す」ことに全力をあげていた。格闘ゲームでは武器を手にして相手を「殺し」てきたし、RPGではひたすらモンスターを「殺し」まくらないとゲームをクリアできない。成長するためには「殺す」こと「死ぬ」ことが必要なんだよな。もちろん、現実の世界で人を殺そうとは思わないけど。

落語は「語って落とす（殺す）」と読める。思わずほろりと落とす涙、腹を抱えて流す涙。争いが喜びの涙に変わるといいんだろうけどね。悔し涙を落とさずこらえたまま、語る内容（情報）をもって落ちていく、それは失脚した経営陣かウィルスか。E先生の言葉を帰り道、色々思い出していた。

「もうお侍が偉いって時代じゃない。世の中を牛耳るお上ってのは、昔から悪いことして、隠蔽して、庶民から搾り取る。蔑む方も蔑まれる方もまた人間の因果だ。悪者・悪役ってのは人間の業を背負った存在でもある。」

お上が庶民を蔑み、屑のように扱うなら賢い女房は亭主に

「あんたは、屑は屑でも空に輝く星屑よ。」

って粋に返してやるんだろうな。

夕飯の前に　~前座~

家に帰って妹のクプ（小6）から、今日学校であった話を聞いていた。アイドルグループやお笑い芸人に夢中な子が多い中、何故かクプのお気に入りは、年配の男優や講談師（ちょっと渋すぎるだろ）という変わり者。ファザコンと言ってしまえばそうなのかもしれない。そして、TVのニュースで今日も流れてくる新型コロナの話になった。

妹は、年末少しお腹を壊して、「甘いもの食べすぎよ」と母が言うのに対し「絶対違う」と言い張っていた。新型コロナの報道がされ始めた時、真っ先に言ったのは、あの時、「コロナ」が私の腸を通過していったのだと。クラスの子たちの何人かは同じことを感じていて、中には、お腹（太陽神経叢）のところをぐるぐる回ってその後、胸（心臓）のところにちょこんとおさまったり、友だちのところに遊びにいったりして、素敵なクリスマスプレゼントをもらったみたいって話だった。コロナウィルスの感染率〇〇％って話題になると、

「そんなの１００％に決まってるじゃん」

それって素敵だなと思うし、わかる人は瞬間的に正しいなと思う。太陽のお世話になっていない存在など、この地球上にはいないのだから。要は皆、感染してるけど、症状が出るか出ないかは人によるし、その人の役割によって違うのだろう。損な役回りを担う人もいれば、いいとこどりする人、それに気づく人、気づかない人がいるのだと思う。ＴＶに限らず「新型コロナウィルス」という名前が人の口に上る時、既に「風（情報）」に乗って伝わっている。飛沫という目に見えるもの（地）、免疫システム（水）、自己意識（火）、それぞれの次元で到達するスピード（秒・分・時・日・週・月・年単位）が違うだけで、情報網が発達した時代、誰かの言葉や思いに「感じて染まる」のはあっという間なのだろう。

それから、こんなことも言っていた。

「ニュースを聞いても理解できない赤ちゃんや寝たきりのおばあちゃんたちも、周りの人たちの気持ちを受け取って、その人たちより正確に深く理解しているの。赤ちゃんたちはお母さんたちの仕草も言葉も上手に真似する。そして一番大切な受け取るべきもの、自分の成長に必要なものだけをちゃんと受け取っている。お日さまとお月さまが赤ちゃんの中ではずっと働いているの。（先輩が描いた図１の中の太陽と月のことだ!!）」

だから、コロナウィルスは敵でも何でもないし、プレゼントを運んでくれてるだけ。

僕らは、台所のテーブルやソファを移動しながら、夕飯を食べるのも後まわしにして話し込んでいた。

「おばあちゃんたちは、大人が汚した空気をいっぱい吸っている。ホームや施設で寝たきりになっている人ほど、たくさん吸いこんでいて、近くの学校でイジメがあると、学校の外から施設の中にも汚れた空気が流れてくる。おばあちゃんたちが一番吸っているのは、『死んじゃえ、殺す』とか『やめて〜痛いよ〜赦して〜』ってどうしようもない悲鳴のようなもの。それを、ジャブジャブ（洗濯）板で洗って、きれいに乾かしてから、学校の隅っこにそっと届けるの。洗濯物を風呂敷にくるんでおいて、午後のオヤツ時と深夜に、宅急便のお兄さんたちを呼んで届けてもらうのよ。」

きっと幼い頃、おばあちゃんたちは、僕らが想像できないくらい、つらい思いをしてきたはずだ。今でこそ男女平等の世の中だけど、男尊女卑の時代、奴隷がいた時代は途方もなく長かったと僕らは歴史で学んでいる。人間以下に扱われていた黒人たちは、ジャズやゴスペル、美しい音楽、プロフェショナルの技術・芸術をそこから生み出してきた。おばあちゃんたちが、涙する演歌の名曲は、雪深い貧しい田舎で生まれ育った少年が、こぶしのきいた歌声でお金のとれる人気歌手になったプロセスが詰まっている。あえて言えば

「理不尽な仕打ちに対する悔し涙（ガラクタ）を、プロフェッショナルの技術力（金）に変容させた」ということ。ガラクタを、ただ取り除くのではなく、それをお金の取れる能力にまで昇華させるという点に凄さがあるのだと思う。おばあちゃんたちが、せっせと汚れを吸い込むのは、幼い孫たちを昔の自分にオーバーラップさせているからだ。60年後の自分が60年前の自分のつらさを引き受けている姿で、きっとそのまたおばあちゃんたちも、そうやって昔の自分を救ってきたのだろう。

母はロケの撮影で、今日は遅くなる。2人とも小さい時から慣れっこだ。

「大人って不思議だね。コロナウィルスは怖い、人類の敵だって、メディアを使ってキャンペーンしているんだもん。弱いものいじめはいけないって言いながら、ウィルスはいじめていいっておかしいと

思わないのかな？　ウィルスって宅急便のお兄さんのようないい人ばかり。大事なお仕事をしてくれている人を攻撃するなんておかしい！　人を攻撃したら、攻撃した分が返ってくるってことは小学生でもわかるけどね。小さな命を大事にする気持ち、ウィルスへの愛が足りない！」

何やら聖書の一節と同じことを、妹も言っている。先輩の音楽室での話をかいつまんで話すと、ニッコリしながら

「ウィルスさんたちの気持ちや働きがわかれば、人も世の中も変われるかな？　わからないから怖がったり、攻撃したりするんでしょ。」

そして、

「私、やっぱり通訳になるわ！　お兄ちゃんのクラスの姫君さまたちと、妹にも手伝ってもらって、お兄ちゃんの助手でレポートする。コロナだけじゃなく、ウィルスさんたちみんなを紹介するわ！」

僕らはずっと前から、自分たちが何故この姿形をしているのか、将来何をするのか、ずっと考えてきた。「形・樹木・惑星」で言えば、僕の場合、「正四面体・楢・火星」で、妹のクプは「正十二面体・白樺・金星」、その1つ下の妹は「正二十面体・楡・水星」だ。

僕らの生まれ育った地球での故郷は、秋田の白神山地。土の中にダイビングすると、白いゼオライトが広がり、澄み切った水が満々とたたえられている。産業発展の名のもとに、水も空気も大地も汚染されていく中、何千年もかけてつくられたブナの林が地上を覆い、ここでは静寂が保たれている。だから僕らの樹木素材には、喧騒や欲望といった混じり気がない。この素材をつくりあげた宇宙の働き、惑星から届く力を、何に還元すればいいか、その答のヒントが子どもたちの叫び声にあった。

「痛いよ〜、赦して、チッくんやだ！」という子どもたちの悲鳴を予防接種の現場でたくさん聞く。注射（チッくん）は大人だって好きな人はほとんどいない。

「体を丈夫にするんだから、痛くても我慢しなさい。」

ってお母さんたちは言う。他にも

「栄養があるんだから、好き嫌い言わずに食べなさい。」

「強くなるためは、水なんか飲まず最後まで走り抜け。」

って言われてきた。一時代前までは、スパルタ教育が正しいとされてきたし、時代がそれを要求し容認してきた。でも今それを押し付けると、「虐待」「無理解」「時代遅れ」と言われ「アナフィラキシー」や「脱水」は、いずれも死亡事故につながる。だからと言って、今まで培ってきた歴史や技術を全否定するのではなく、それをベースにし、時と場に合わせて変容させていくことが大事なのだ。

痛い注射を変容させた「痛くない注射」をつくりあげていくこと、具体的な方法を提示すること、それが僕らの役目だと思っていた。たぶん、それは、ジェンナーがワクチンという歴史の扉を開けた時から既に準備されていて、しかるべき時期に、それを補い拡張して、僕ら世代が先鞭をつける役割なのだと思う。そのスタートが、ウィルスたちの真の働きを通訳することなのだ。

そんな訳で、母が帰ってくる前に2人でレポーターになることになっていた。高校の文化祭の時のようなスタイルでいくことに早々と決まった。

「身分の高い男性から身分の低い美しい女性へ歌が送られて、それに対する返しの歌を基本に、主演女優はお母さんみたいな人、ウィルスさんたちが助演男優。」

僕は、男性からの歌として、神様がこの地球を創った7行詩を使わせてもらおうと思った。熱すぎる地球を冷やしながら固まっていく様子で、12人の職人さんたち（12星座）の歌になっている。これが「冬の景色(16)」になる。でも、僕はこの数年間、職人さんたちの元で見習いの真似事をしてきた。だからその詩をそのまま使うのではなく、自分の言葉で記載することにした。自分の脳裏に結晶化したもの、それが冬の性質だからだ。

その返礼の歌は、ウィルスたちが役（焼く）目を果たし、故郷の天に戻っていく歌。こちらを「夏の景色」として、クラスの姫君たち4人に歌づくりを頼むことにした。きっと引き受けてくれるだろう。そして、冬と夏の間、地上で生きる姿をクプの詩（12行）で、これが「春の景色」になる。青春真っ盛りだからね。このへんまでを、まず詩集（第1巻）として出そう。

秋はないの？　って。たぶんそれは第2巻。おそらく師匠たちの解説を中心にした、刈り入れ時にふさわしい内容になりそうだ。

母にラインで相談すると「あら、いいわね、やれば～」ってすぐ返事が返ってきた。

ということで、語り手は、クプとギプ。前座と二つ目のまだまだ修行中の身ですが、どうぞご贔屓に。

ギプ「春休み返上して取り組もうか。」

クプ「秋・冬の休みもね。」

ギプ「あれ？　夏休みは？」

クプ「遊ぶ計画でいっぱいなの。」

2月5日　月が牡牛座の朝

いつものように日の出の1時間くらい前に僕は目覚めた。夢はまだ続いていて、夢の内容を忘れないうちにメモに書き留めてから、ベッドを出た。色々あったというより、あり過ぎた昨日のことがベースになっているのだと思うけれど、どうしてそうなる？　ってことばかり、メモには変な単語がいくつも並んでいる。僕の胃腸は、夜通し昨日の出来事をこなしてくれた結果、これらの単語を選んだのだと思う。

1つめは、ver という接頭語(17)と Verehr という単語。僕ら兄妹の名前には、ver がついている。

Vergibt（フェアギプト／vergeben／与える、赦す、逃す、配り間違う）

Ver**kupfern**（フェアクプフェルン／Kupfer（銅）にする）

なので、ギプとクプは、ver をとった愛称。クプの銅は金星の金属なので「金星（ヴィーナス）になるって意味だ。僕の場合、せっかちと無鉄砲さで失敗する傾向を、叡智を身につけることで、与えて赦す存在になり、故郷火星に慈しみを持ち帰るというのが、名前に込められた本質なのだと思う。昨日H先輩が音楽室で弾いてくれたGは、僕の心（臓）を暖めてくれたし、ver の意味も解説してくれた。おそらく、上に昇り下へ反転する時、放物線の頂点を通過する瞬間を俯瞰してみる位置に僕らはいるんだと思う。放物線の前後、山の向こうとこっち側では、おそらくお互いが全く見えない、言葉が通じないってことがあるとすれば、通訳が、僕ら兄妹のもつ役目なんじゃないかということ。

実は僕らには、腹違いの2人の兄と妹がいる。そして全員に ver がついている。もう一人の妹は、双子に間違われるくらいクプによく似ていて、すごく仲がいい。いずれ全員紹介することになると思う。

Verehrという単語。これはverehren（フェアエーレン／尊敬する）の名詞化だとすれば「尊敬すること／畏敬の念」という意味だろう。これってたぶん、ワクチンに変わる新しい名前だ。ワクチン（英語：Vaccine、ドイツ語：Vakzin）からフェレール（Verehr）へ。ワクチン開発というかつての偉大なる偉業を、頭文字Vにそのまま残し、新時代の痛くない注射の象徴になるはずだ。

そして、次にメモに並んでいた3つの単語は「リウマチ」「地球温暖化」「コロナ」だった。

僕は、天井を見上げながら、この3つが三題噺(18)のように、まとまった噺になるはずだと思っていた。新型コロナウィルスときちんと向き合うなら、ネガティブなものを聖なるものへ転換できるはずだし、個人の病気にも地球の危機にも大事な役目を果たすことになると、頭の中でピントがあうように輪郭が見えてきた。よく考えると、この話は、以前師匠から聞いていたのだ。その時は何のことかよくわからなかったけど、凄いなぁという感動だけは覚えていた。師匠は確かこんなことを言っていたはずだ。

『現行のリウマチ治療と地球温暖化対策はよく似ている。やがて生物学的製剤のような、画期的温暖化対策と言われる科学的手法が出てきた時は、細心の注意が必要だ。それこそ、人類を滅亡へと導く力だと言えるからだ。だが安心して欲しい。そうした悪の力が生み出されているということは、それと同時に善なる力が生まれている証拠なのだ。後はそれを見出し、動いて形にしていくだけでいい。』

「冷える」心と体を「暖める」「コロナ(19)」の暖房器具。三題噺があっさりできそうだ。

そして最後に書き留めたメモは、Verehrの下にいっぱい書きなぐってあり、自分で書いたのに一部判読不能のものもあった。整理して列記すると

わらべ歌、コロペタ、蓋、お魚、母乳、LとM、ペリドット、隠れんぼ、海と羊と鯨…最後が「迎体」だっ

た。これはおそらく「抗体」に対するものだ。「抗う」のではなく「歓迎する」もの、新しいワクチンは、ウィルスを敵にして抗い「抗体」をつくることが目的ではなく、「迎体」をつくること。喜んでお客様をお迎えする。それは今も子どもたちがしている「かぜを上手にひく」ことなのだろう。

他の単語の意味はおおよそ見当がついている。僕は今朝の通学路をじっくりと歩きながらダウンロードして行こうと思った。自分の踵(かかと)、ふくらはぎ、太ももを通じて上がってくるもの、脳に反射されて、下へと降りていき、心臓のところで出会うもの、それを受け取ればいい。いつもの学校への道、それはいつもと幾分違って見えたけれど、僕は今日、また一歩を踏み出していた。

2. 金星

12の詩(ポエム)

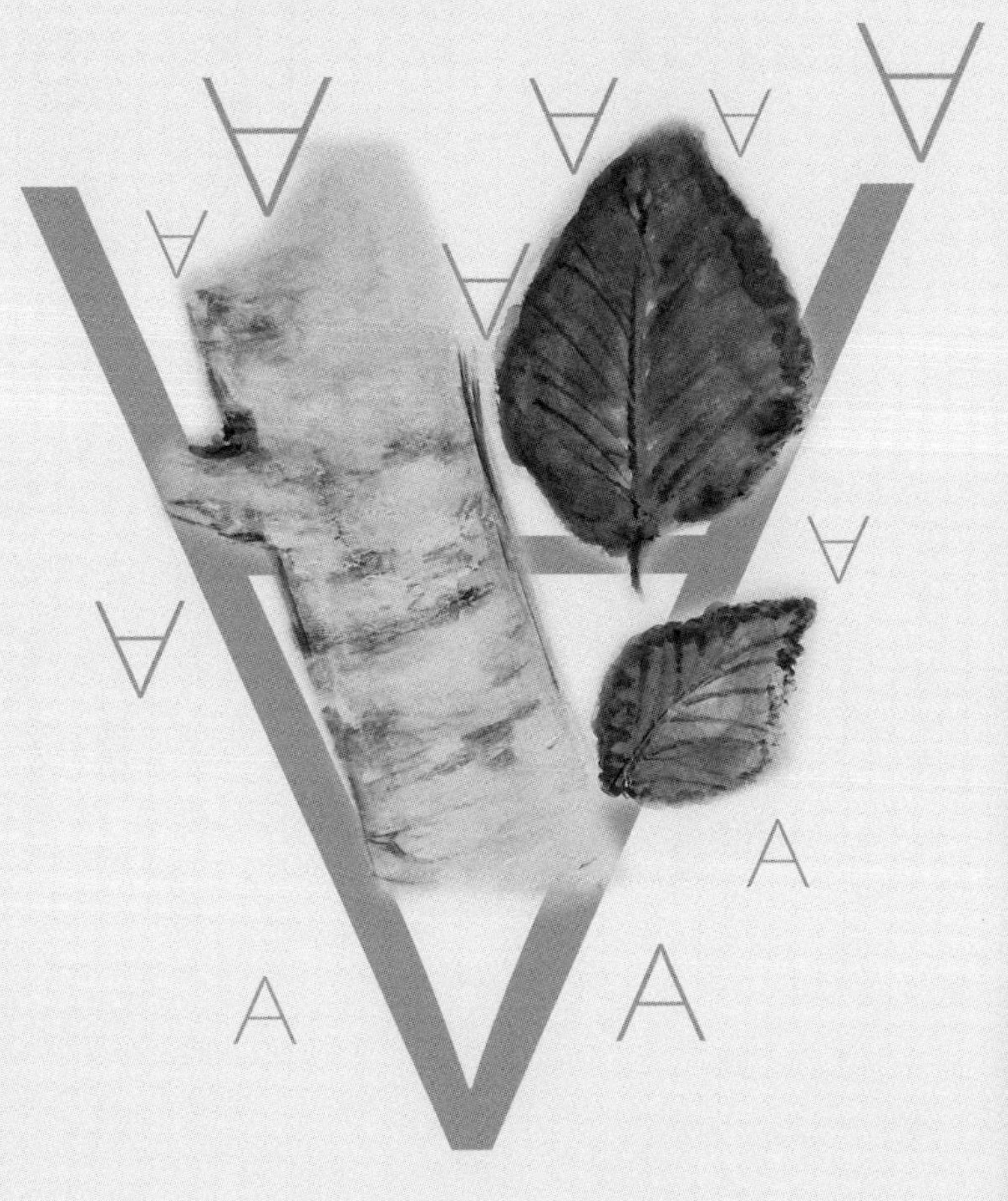

12の詩（ポエム）

冬の景色(0-1)／星座名

12星座からくる子音と
12星座がつくるパーツと感覚
by Rudolf Steiner

聴こえてくる声 by Gib

星座マーク

1. 触れ合う（天秤座）
2. かごめ（蠍座）
3. かぜを迎える（射手座）
4. 蓋つきのプレゼント（山羊座）
5. 悪と手足（水瓶座）
6. 母乳（魚座）
7. 砕く・光る・見る（乙女座）
8. 熱が出たら（獅子座）
9. こどもに聴く（蟹座）
10. 潜伏期間（双子座）
11. も〜も〜牛さん（牡牛座）
12. 円環（牡羊座）

夏の景色／タイトル

ウィルスたちは、偉大なる師匠（12星座）のもとで、手足となって働いている。一仕事終えた安堵や、地上での役目を終えて故郷へ帰る喜びに満ちた歌。

詠み人〈by my friends〉

4人の仲間たちが初夏から晩夏へリレーでつないだ12の歌

歌の解説

春の景色

地上にデビューして
大人になっていく12行詩

by Kup

1. 触れ合う

天秤座

C,Ch ／骨盤／触覚

一度上って
下ってから
中心に着く

上げる ♎ 下ろす
運ぶ

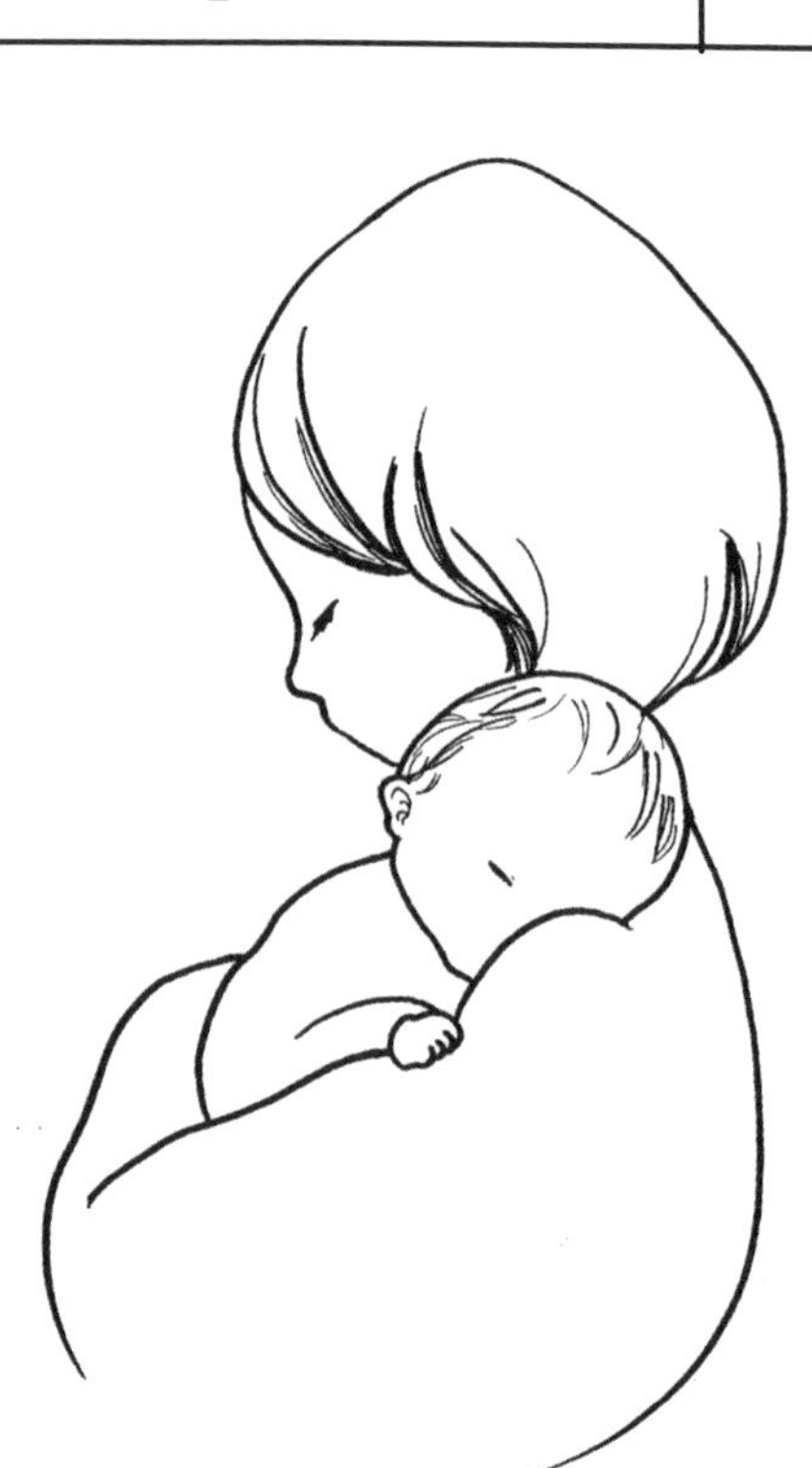

ぬくもり

仙の風
恥じらい舞うよ
アゲハ蝶(1-1)
座して見つむる
尾根の向こうに

帚木（ははきぎ）

骨盤を構成する骨の名前を詠み込んでいる。十月十日、過ごした空間を出て、皮膚で触れ合う母と子。天秤座の手足として働いたウィルスたちが故郷へ帰る喜びを歌った初夏の光景。

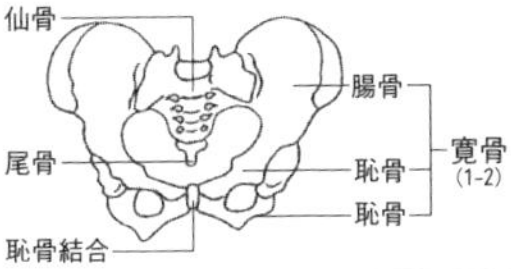

仙骨
腸骨
寛骨(1-2)
尾骨
恥骨
恥骨
恥骨結合

つぶらなひとみ、小さな手足
耳だってこんなにかわいい
おなかの中で、どんな風につくられたの？
どうして大きくなっていけるの？
あなたの中で働いているものは何？
私はあなたに触れて
偉大ないのちをいだく
降りてくる光
広がるぬくもり
あなたをくるむ覆いになって
あなたを育てる
そして私も共に歩む

2. かごめ

S／生殖器官／生命感覚 聖と俗の境界 燃やして作る かごめ(2-1)の紋 ♏	蠍座

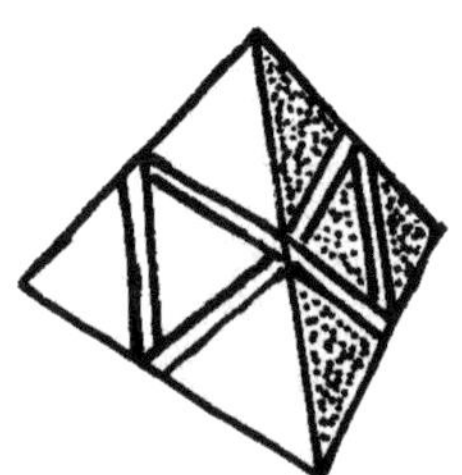

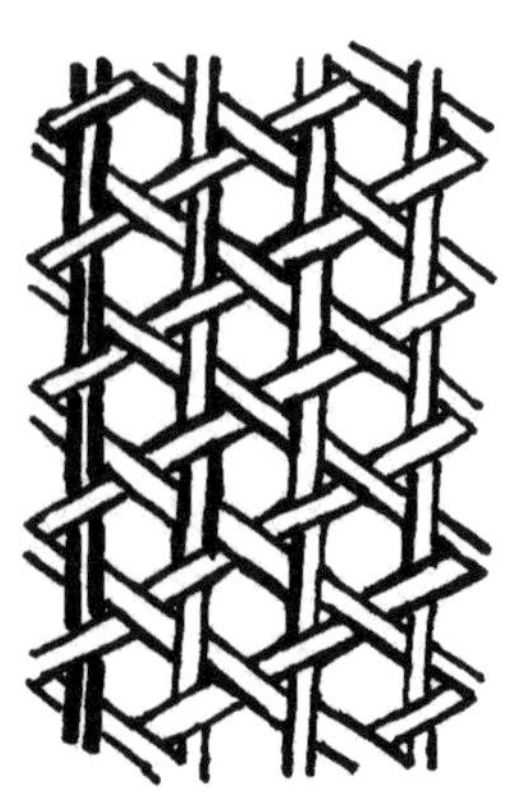

正四面体（ギプ）を転がすと、かごめができる。この六角形の隙間を通って外の世界が入ってくる。正四面体とかごめが仲介をしている。

私を超える私

山椒(2-2)の葉
自由な世界へ
羽ばたいて
蝶なき里は
かごめつくりぬ

夕顔

山椒の葉の化身、アゲハ蝶は飛び立っていった。
自由な世界の風はどんなでしょう。
残った里では、次の子どものために、
またかごめを編んでいます。

かごめ、かごめ
籠の中の鳥は
いついつ出やる
夜明けの晩に
つるとかめがすべった
うしろの正面だ〜れ
かがんでかこもうよ
おなかの赤ちゃん
いつ生まれてくるのかな
生まれる前の夜
じいちゃん、ばあちゃんやってきて
私はお姉ちゃんになった

3．かぜを迎える

G,K／太もも／運動感覚 光の矢はときを翔ける 迎える火は風に舞う ♐	射手座

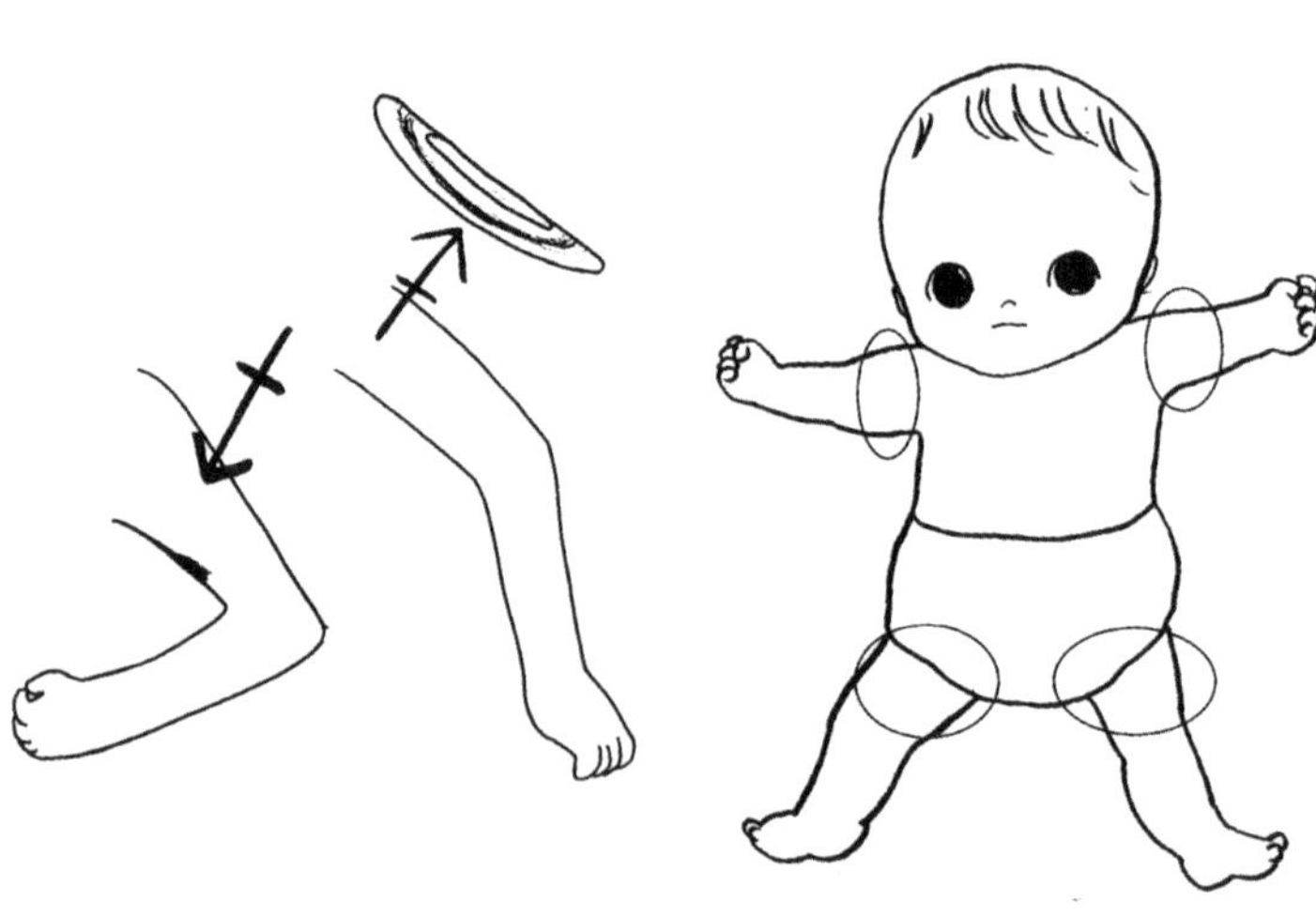

二の腕と太もも
ここで、コロコロペタペタする。

御来迎(ごらいこう)(3-1)

下向きの
貫く痛み
針消えて
弾む喜び
光る環となる

空蝉(うつせみ)

針刺す痛い注射から、クプギプ転がす痛くない注射へ。体内で作られた抗体(3-2)は、体外で光の環、迎体(・ウィルス歓迎の印)になり、偉大な業績(ワクチン)を生かす道となる。

二の腕と太ももが
私たちの仕事場
お母さんに、私たちを
コロコロ、ペタペタ転がしてもらうの
ね、痛くないでしょ
でもいったい、どうして?
ここは神聖な山の中腹
ウィルスさんを謹んで迎える場
迎え火は風に乗り
光の環をつくる
注射の針も液もない
未来の注射

4. 蓋つきのプレゼント

山羊座

L／膝／平衡感覚

滑り降り登る
　　7つのステップ
形なし歌う12の色どり

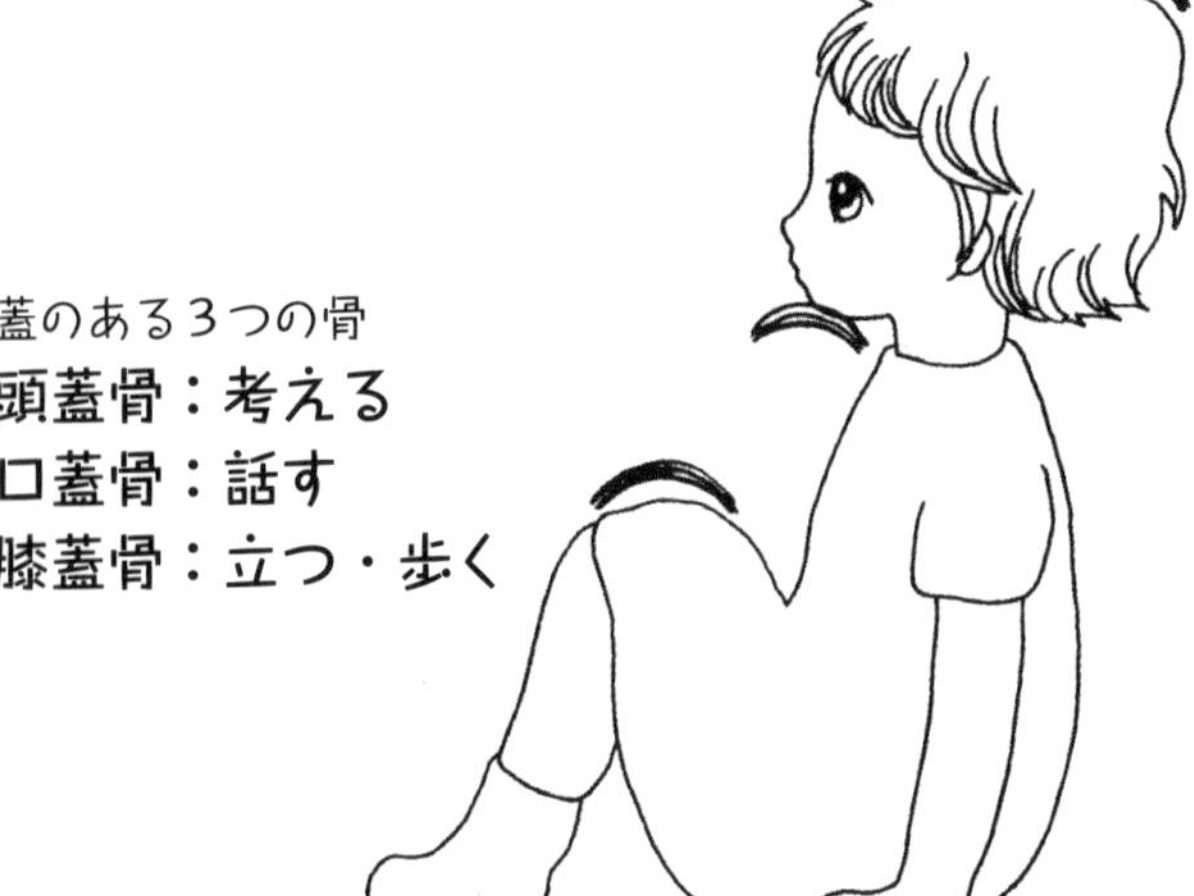

蓋のある3つの骨
頭蓋骨：考える
口蓋骨：話す
膝蓋骨：立つ・歩く

蓋おろし

丹(4-1)の蓋
糸で降ろして
はめ込めば
バランス取れて
動き始むる

木面雪(きのつらゆき)(4-2)

蓋の必要な骨三つ。蓋はほんのり赤く小さな穴がある。上から見えない糸で降ろして無事納品。子どもが蓋を開け、動き始めるのを見て一安心。

最初の蓋をとると
ハイハイと伝い歩きから
立って三歩、歩けた
二つ目の蓋を開けると
耳と口の間の階段を降りて
言いたかったことが言えた
パパ、ママ、あっちっち……
三つめの蓋がとれたら
「私」が降りてきた
私はね…って話せたら
蓋はいつの間にか
全部閉じていた

プレゼントには蓋がついていた。そして…コラム②へ

5．悪と手足

水瓶座

M／ふくらはぎ／嗅覚

生み出すM(5-1)。
善悪嗅ぎ分け
２つの世界を行き来する。

♒

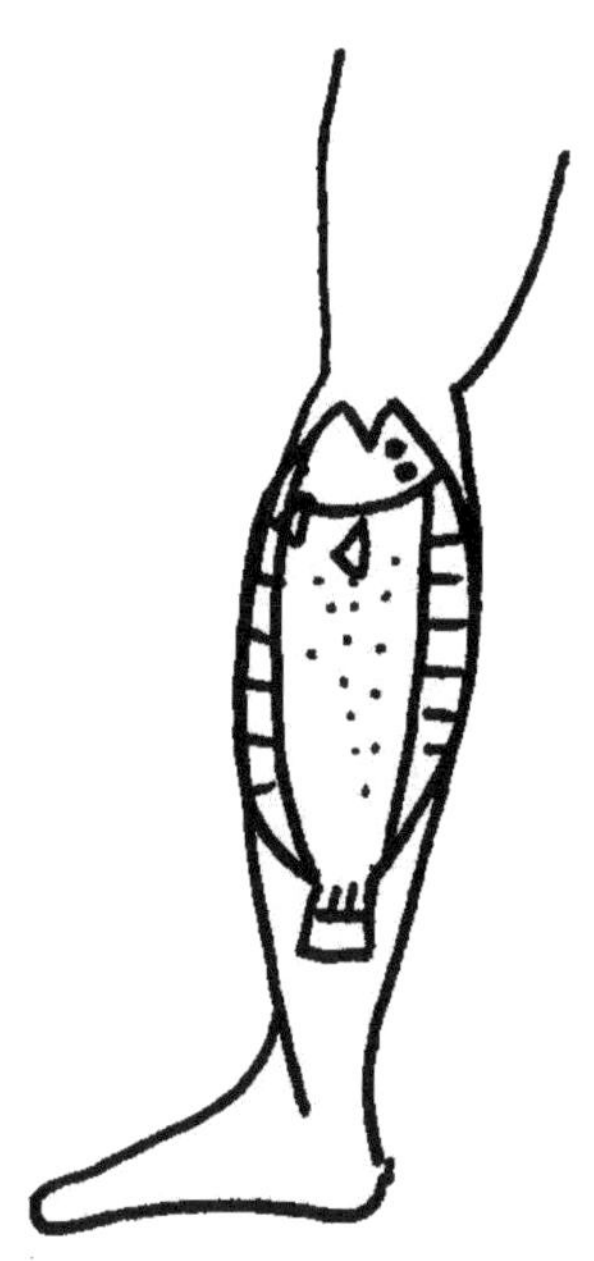

ヒラメ筋(5-2)の唄

悪に手を
染めてはずした
十三の夏
屈して反転
前へ進むよ

木面雪（きのつらゆき）

手は殴り、足は蹴り上げ踏みつけるのに使ってきた。
つかいみちが違うと気づき役立つように変えた。
水瓶座の見習いから、靴職人になった先輩からの応援歌。

まっさおな海で
そだったヒラメ
いつもみんなのおそうじがかり
でも陸に立ち
くつをはいた日
魚もヤギたちも言いました
左かたよる
目と鼻とおまえの平たさ
役にたつのさ
いつも悪さをしていた○○○※
足をあらうと
走っていきました

<赤はなのトナカイさんで>
※思い浮かぶ名前を小さい声で

6. 母乳

魚座

N／足／味覚

母なる大地は
父なる金を受け取り
最も大切なものに変える。

♓

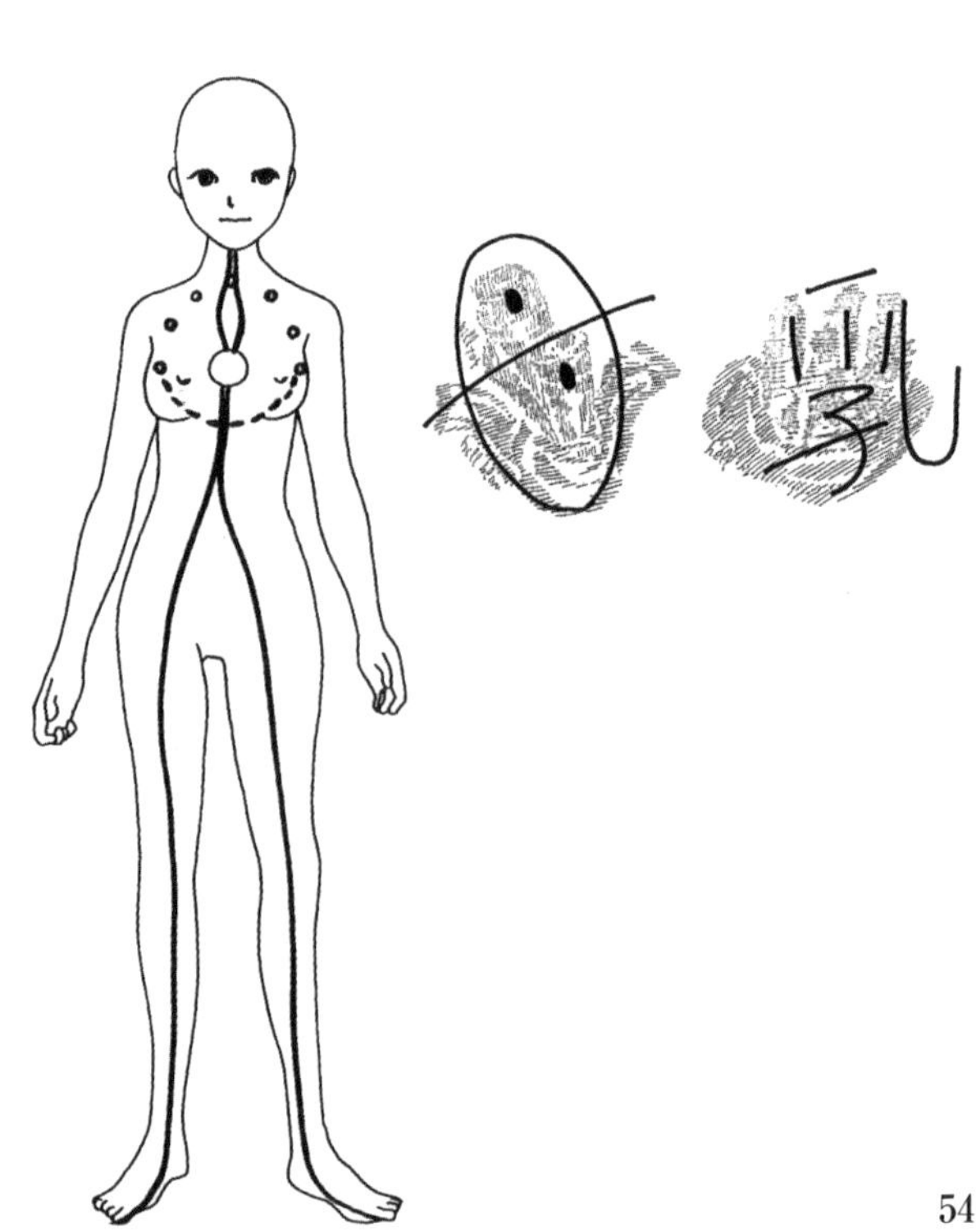

乳母食（ウーバーイート）

受け渡す
青と紫
海の底
闇を抜け出て
乳をもたらす

帚木（ははきぎ）

二の腕の骨（青）の奥の骨髄（紫）(6-1)で造られた血液が、胸のリンパを越えて、白き母乳に変わる。その様子を、大地と海の向こうから魚座がじっと見守っている。

母乳はどうして出るか知ってる？
母乳は何からつくられるか知ってる？
白い母乳は赤い血でつくられる
どうして赤が白に変わるの？
どこでどうやって変わるの？
胸をとりかこむ腺(6-2)がある
熱と光のさかい目
このさかいをこえて赤が白に変わる
赤ちゃんは口いっぱいほおばり
おなかの中で白はまた赤へ変わっていく
血と母乳のふしぎ
母に受けつがれるめんえきのふしぎ(6-3)

7. 砕く・光る・見る

乙女座

B,P／消化管／視覚

この目で見つけた
光の粒を
いただきます。

♍

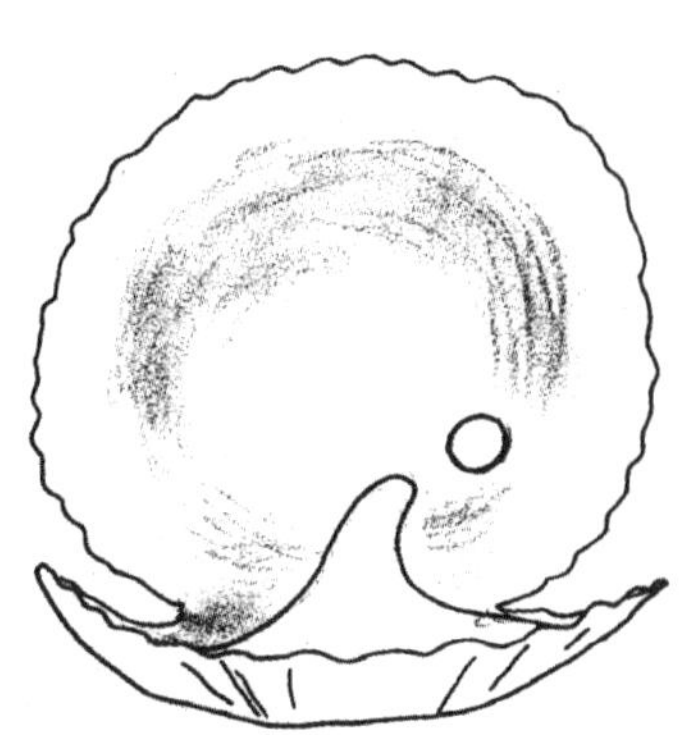

砂の中の星

ペリドット[7-1]
山の麓の
海辺にて
輝き放つ
貝の雫に

木面雪（きのつらゆき）

山から流れる川は岩を小石に砂にして海へ注ぐ。砕かれ磨かれた砂粒は、海の波間、砂浜で照明となり、小さな女優の舞台を演出する。

二枚貝の中からえらばれた
あこやの君[7-2]
刺される痛みに身をよじる
蓋をとじた暗い海の底
痛みのしこりめざして
山から光の粒が流れつく
しこりは光をとりこんで
真珠に育つ
身をくねらせ、はき出す絵の具
内蓋のキャンバスで虹になる
人のまぶたの中にひとみができる物語
闇の中に光が生まれる神秘

8．熱が出たら

獅子座

T,D／心臓／熱感覚

熱い流れが
　　大地にぶつかる。
そして私は見上げる。

♌

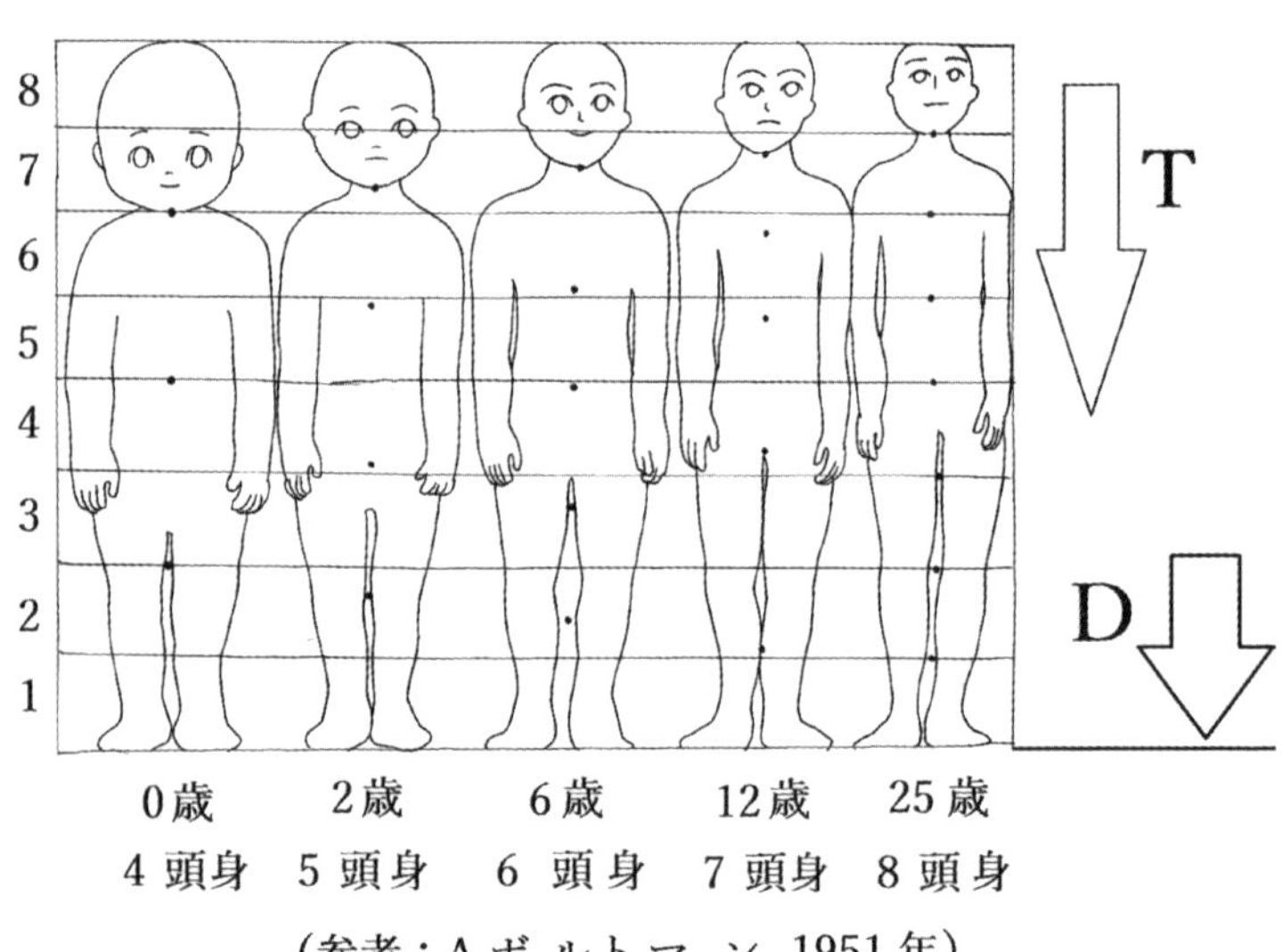

0歳　2歳　6歳　12歳　25歳
4頭身　5頭身　6頭身　7頭身　8頭身
（参考：Aボルトマン 1951年）

熱のゆくえ

七重まで
咲いて山吹(8-1)
たたずめば
八重に染まらん
思い知られず

夕顔

七重（七頭身）まで成長して、あなたと巡り合い、今ここにたたずんでいる。八重（八頭身）に咲く日、あなた色に染まっていたいのをあなたはわからないの？

おなかの赤ちゃんは四頭身
リカちゃん人形は八頭身
頭の中にもってきた
たくさんのおみやげ
解凍して手足へ運ぶ
だからお母さん
僕の足首をさわって
熱がここまでくれば
僕はまた知恵を手にしたんだ
足首と足のうらから帰ってゆく
知恵熱おじさんたち(8-2)に
よ〜くお礼を言ってね

9．こどもに聴く

蟹座

F／胸部／聴覚

ぐるぐる回って、
音楽は言葉になり、
胸はその行方を
知っている。

♋

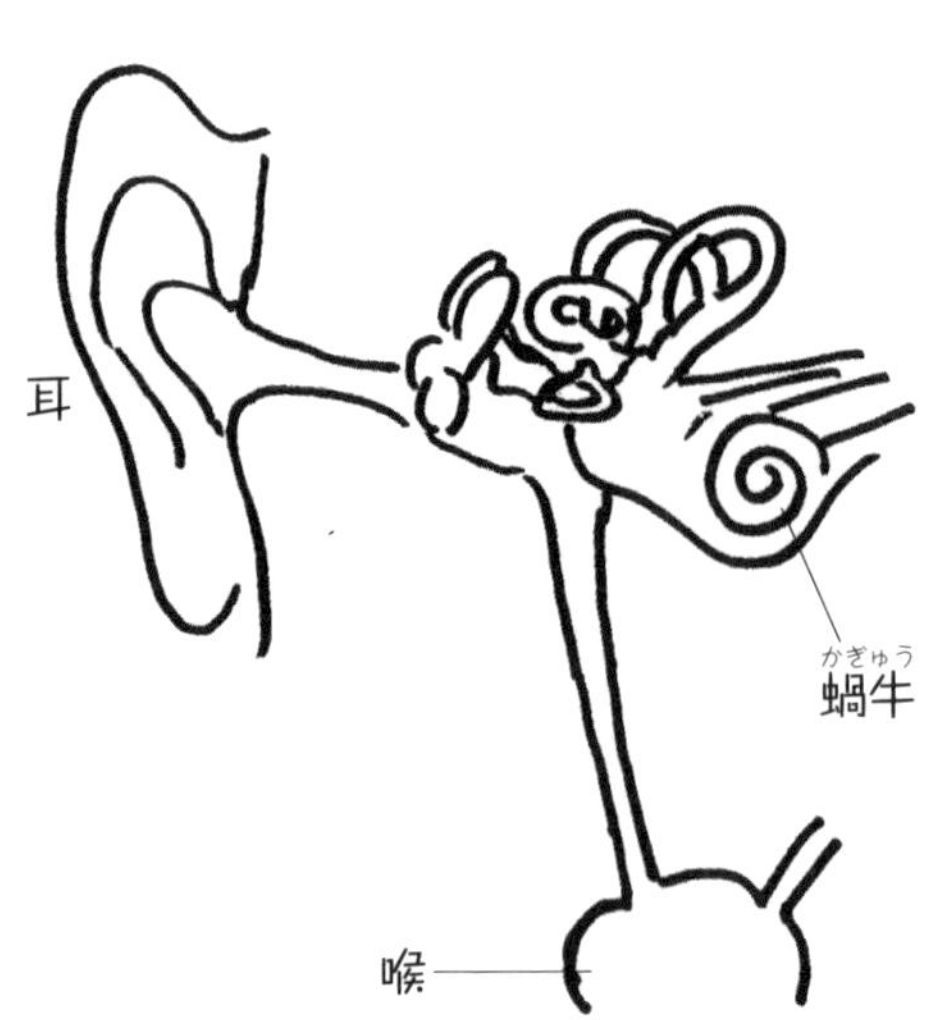

音のトンネル(9-1)

渦を巻く
宙（そら）の調べを
かみ砕き
振るえる動き
喉へ届ける

空蝉（うつせみ）

音のトンネルに、宇宙の音楽が響いていた。
その調べを覚えている赤ちゃんは、聴かれれば胸で伝えられる。
カタツムリ(9-2)づくりに働いていた職人の歌。

ワクチンをためらうお母さん
本をよみ、人に聞いても
心は決まらない
だからボクに聴いてよ
心の耳で胸のところでね
注射は痛いし、好きじゃないけど
お母さんが一生懸命考えてくれたなら
ボクはどちらでもいいよ
どっちを選んでも正解だよ
危険をのりこえる力は
おじいちゃんとおばあちゃんから
たくさんもらっているよ

10. 潜伏期間

双子座

H／両肩腕手／言語感覚

両手で奏でる音楽
獲得する言葉の力

♊

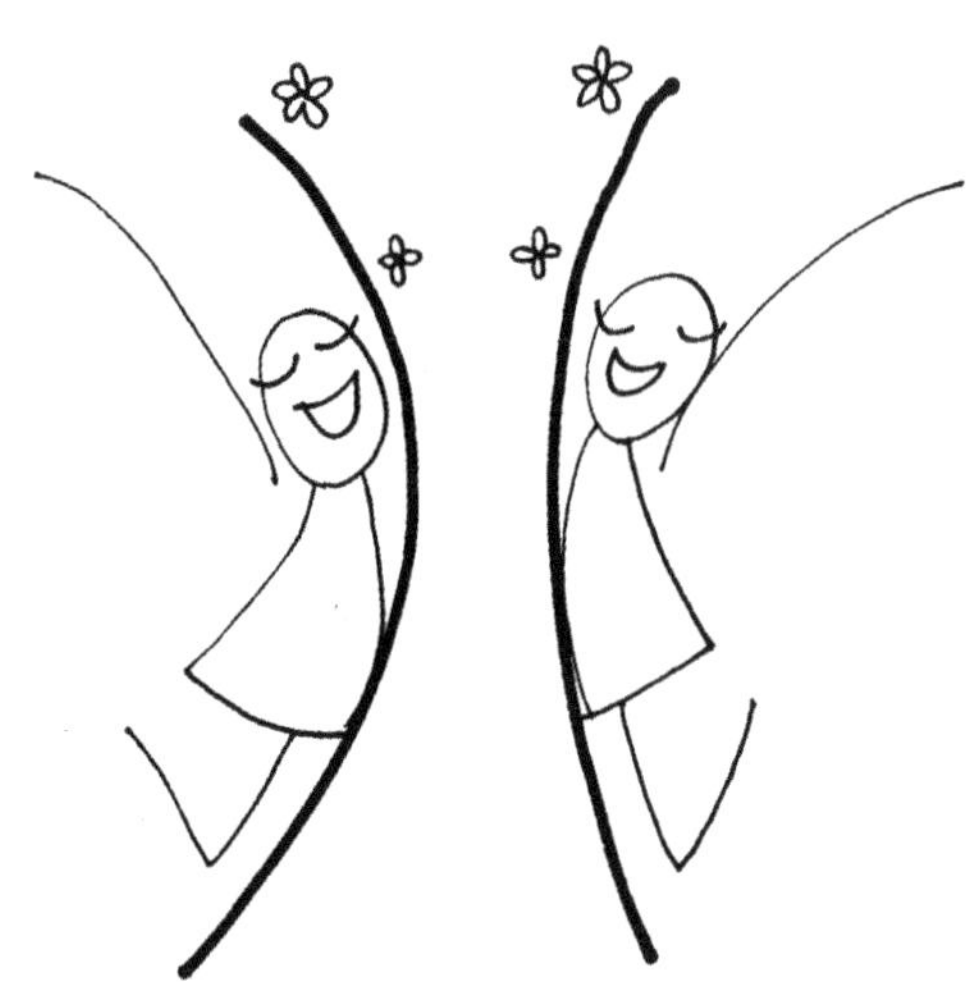

ヴィオラの弦

両腕に
乗せて奏でて
解き放つ
語る言葉は
大地を走る

帚木（ははきぎ）

上下のパートを担当するヴィオラ。
天上の音楽を地上へつなぐ。
ヴィオラの弓毛は馬の尻尾。弓が弦を
鳴らす時、言葉が降りてきてリズムの
中で走り出す。

水ぼうそうの子と遊んで2週間
熱と水泡が出てきた
潜伏期間に起きていることを
だれも知らない
お父さんの勇気とまじめさをとりこみ
がんこさとガサツさは吐き出したのよ
お母さんの優しさと美しさを受けとり
心配性とブツブツ文句を言うところは捨てたんだ
良いところはきちんとしまって
いらないところは水泡の中に
こっそり閉じ込めたから
かさぶたになるまで待って

カサブタ
遊んだ　水泡　獲得
7日
-14日　0　-14日

11. も〜も〜牛さん

牡牛座

R ／喉／思考感覚

おなかの消化
のどの昇華
思考の源

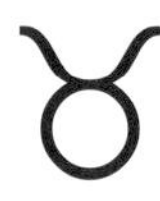

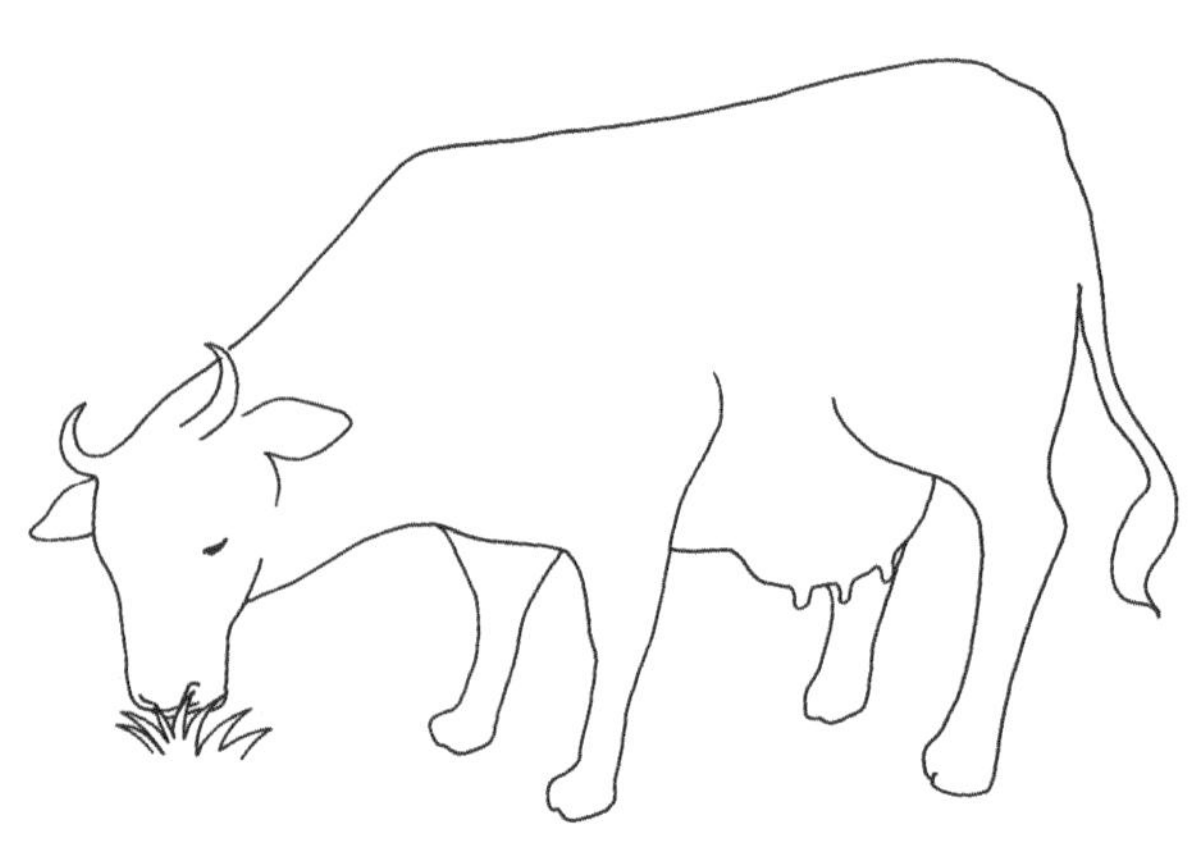

牛の角

つま先と
頭の上の
アンテナで
おなかぐるぐる
も〜も〜快便

夕顔

牛の角と蹄はお腹の消化・排泄に役立っている。
宇宙からくる私たち（ウィルス）は角でキャッチされ、お腹の仕事を手伝い、排泄する力も人の思考力へ届けられる。

モグモグモグモグ
草をはむ
食べた分だけ
お肉に変わる
も〜も〜〜と
大きな声で鳴く
モリモリモリモリ
うんちする
ウンチの堆肥が
野菜を育て
ミルクが子を育てる
牛さんはえらいな〜

12.円環

牡羊座

W／頭／自我感覚

過去の記憶も
未来の記憶も
包み込む

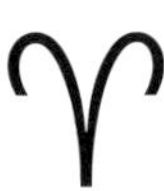

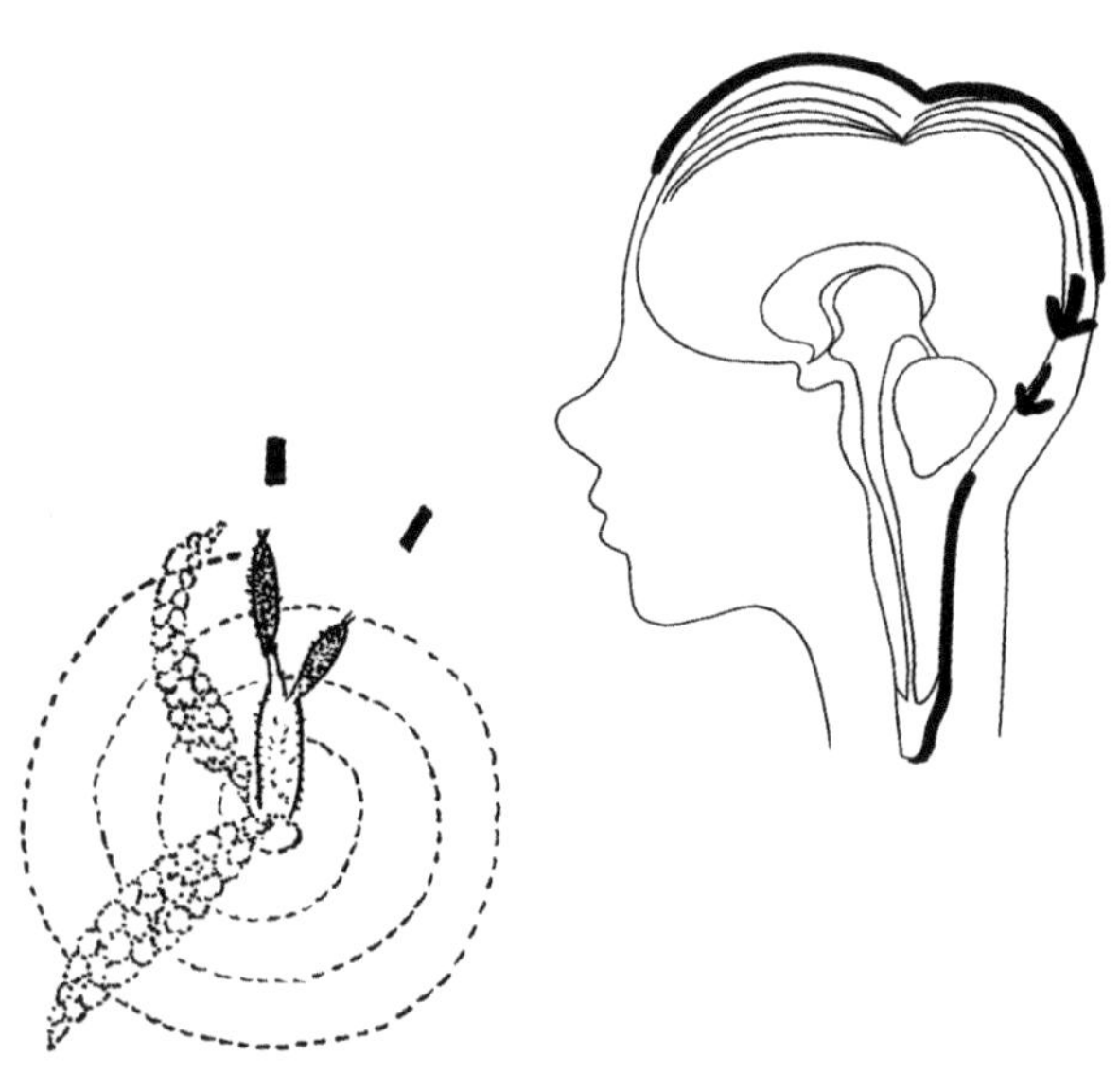

丸い水平線

海原に
潮吹くクジラ
空飛ぶ羊
跳ねて踊るよ
光の粒が

空蝉

空に、黄金の羊(12-1)。海上に降り注ぐ光の粒が、海中から吹きあがる波しぶきと交じり合う。クジラと羊が演出する壮大な世界で、未来の自分に出会う。

12歳になった私に
未来から届いたプレゼント
おばあちゃんが縫ってくれた
肌着のぬくもり
指先の記憶をこめて
今度は私がつくる
まだ見ぬ孫のために
時計の針が12から1へ
この一瞬を私は見つめている
母が私を抱く姿
腕の中に眠るわが姿
あ〜胡桃(くるみ)の花の香りがする

コラム② 星屑会議「蓋のゆくえ」

ヤギは切り立つ崖から落ちずにスイスイ渡る天オクライマーだってことは知ってるかな？

その驚異の能力（平衡感覚）は、うちの師匠（山羊座）が垂らしている見えない糸によるもの。

蓋がついた人間の骨にも繋がっているんだ。

人間は人生の試練という崖を登る時、バランスを崩さないよう踏ん張るのにその蓋を使っている。

見える蓋が骨と一緒に固まると、見えない蓋は自由になって、次の役目をする。

膝の蓋は、9歳で膝を飛び出し、この世界へのデビューに備え、川を渡る橋(4-3)になる。

口の蓋は、14歳までに上顎から下顎を通って飛び出し、男の子の声変わりに

女の子の生理の始まりと終わりの蓋になる。

頭の蓋は、21歳、ヴァージンロードの絨毯で煌めきになる。

うちの師匠、いい仕事するでしょ。

俺たちの誇りよ。

山羊座師匠の弟子のウィルスさんへのインタビュー

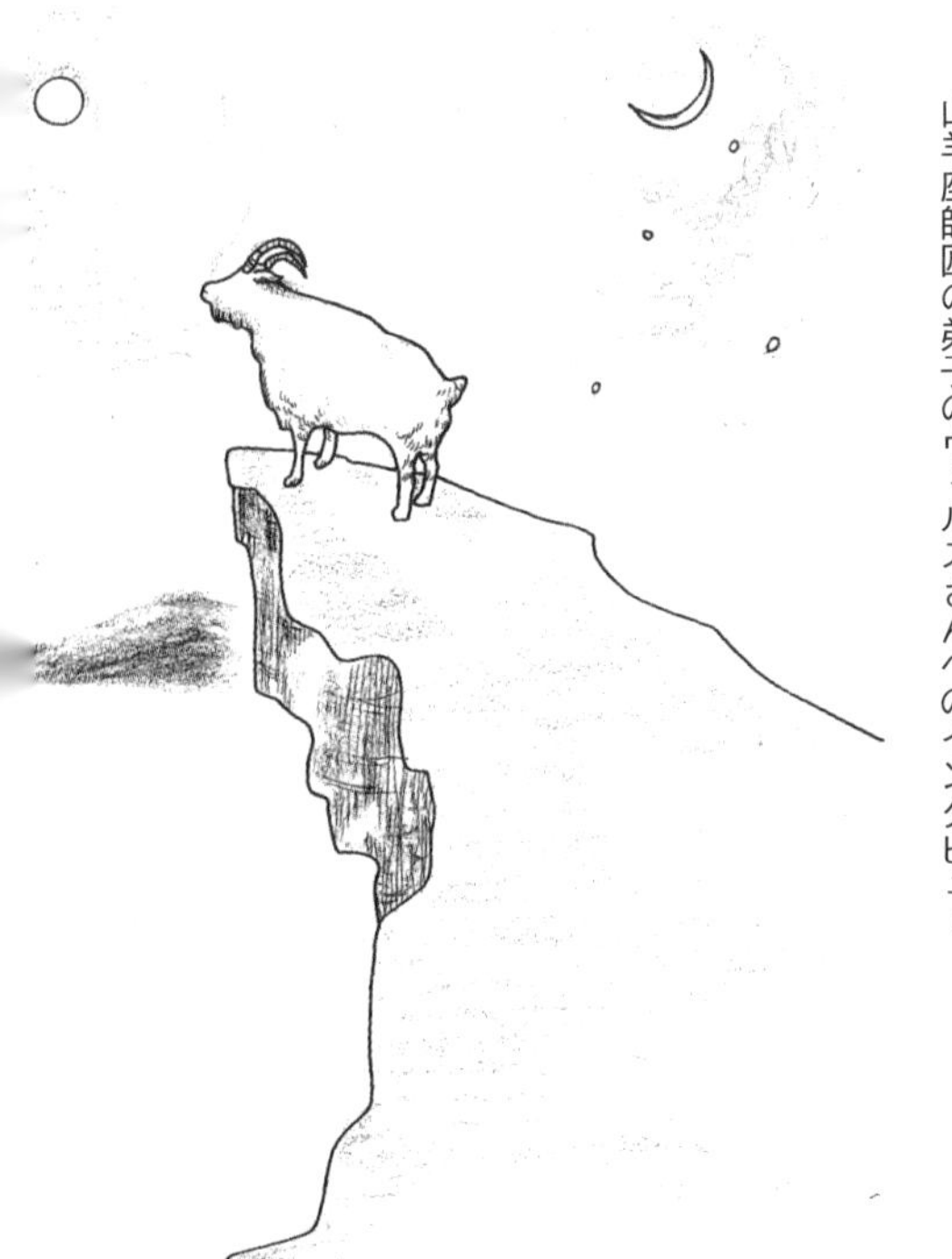

コラム③ 星屑会議「展示を終えて」

短歌を詠んでくれた女子3人（夕顔・空蝉（うつせみ）・帚木（ははきぎ））と、男子1人（木面雪（きのつらゆき））、クラスメートたち4人と僕と妹とで展示の後、打ち上げをしていた。みんなで頑張った一体感を分かち合い、たくさんの気づきをもらっていた。

星屑は、星から生まれたものだ。星の偉大さは、人間のパーツを精妙につくりあげる超絶技巧だけみてもわかる。ハードもソフトも、その優秀さは人間技をはるかに超えている。目や耳や骨を人間が作っても本物には到底至らない。その偉大なる星の断片が星屑で、ウィルスの皆さんたちだ。

この展示発表会の翌朝、僕は招待状を受け取った。ウィルスさんたちが数珠つなぎになって、僕がインタビューに来てくれるのを待っていると。遠く険しい道のりもあるので、まずは来やすいところからおいでという内容に、僕は本当の強さと優しさを感じた。人間がこれだけ敵だ、悪だと言い続けているのに、少しの恨みがましさのない素敵な手紙だったからだ。

3. 水星

ウィルスへのインタビュー
＆
20＋1通の往復書簡

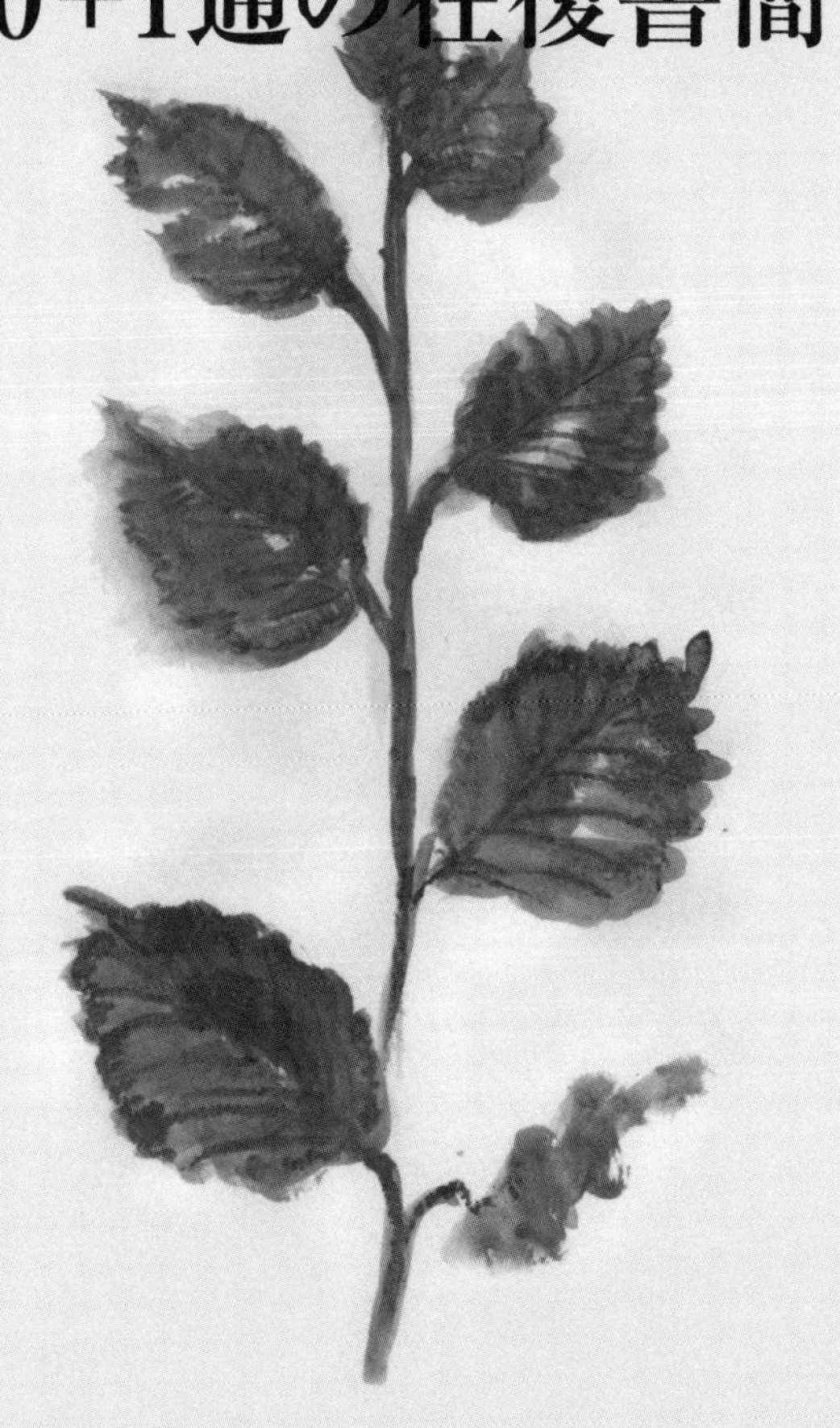

ウィルスへのインタビュー・レポート&20+1通の往復書簡

「百聞は一見にしかず」という諺がある。
「真実は目に見えないところにあるんだよ」
という星の王子さまの言葉がある。
だから僕はまず良く観ることにした。

自分の手足、関節のシワ一つ一つが
小さく折り畳まれている世界の入口のように見えた。
自分が小さくなってこの切り口から
身体の中へ入っていけばいいんだと思った。

樹を見、空を眺めたら、今立っている地面が、横隔膜だった。
地面の下の肝臓の中を覗きこんだら
空の向こうから巨大な目が覗いているのに驚いた。
自分の目だった。

自分を小さくするか、対象(環境)を大きくすると懐に飛び込んで、教えを請うことができる。
下調べを十分にし、問いを立て、善悪の判断をせずに臨む。
こうして僕は聴く準備を整えた。

インタビュアーに適切な年齢は小6と高2だという。
クプとギプは、まさにうってつけ。
訪ねていく先々で、ウィルスの皆さんは
僕らがわかる言葉で、優しく答えてくれた。

短くボソっとした話し方や、饒舌で止まらないこともあった。
でも、ポイントが正確で、理解を深めるのにどんなに役立ったか。
その後、メールで質問しても快く応対してくれた。
ウィルスさんたちは、聴かれることを心から望んでいた。

書簡No.

ウィルス・細菌

主に修行した星座と惑星

宛先：どんな子どもたちへ送られてくるのか*

件名：役割・テーマ・インタビュー内容

下調べ

厚生労働省HP、国立感染症研究所感染症情報センターHP、ウィキペディア他より引用抜粋

各星座の下請けとしてのウィルス業務(0-1)

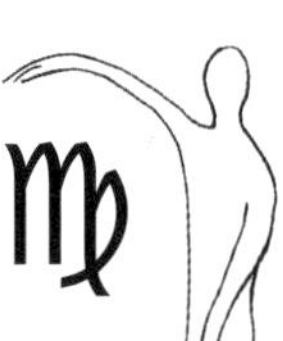

1 師匠の仕事内容

2 主に修行し身につけたもの、担当・専門領域など

3 人間にもたらすもの

*宛先は、すべての子どもたち。そして送ってもらうようオファーしたのは子どもたち自身だということ。症状が出ない子が普通で、それは上手に受け取った子たち。症状が出る子は、上手に受け取れなかったり、量が多すぎたり、色々。でもそういう子たちのおかげで、配送―受取り業務が粛々と行われていることがわかるのだ。

四要素分類

地 （支える）	部位 症状	感染部位／中心的臓器 特徴／サイン
水 （育む）	生命 時間	コツコツ積み上げる力 持続期間・タイムリミット
風 （形づくる）	破壊 飛躍	消滅させる メッセージ力・能力
火 （真の協力者）	働き 使命	人間にもたらされるもの 役割と貢献

まとめ

一言でいうと、こんな役割です。

〈Q&A〉

〈インタビューを終えて〉

〈覚書き〉

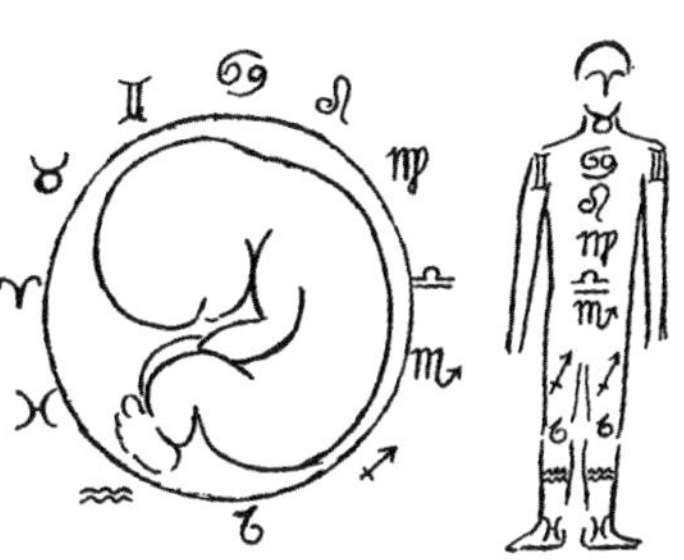

インタビューにご協力いただいた20（＋α）名のウィルス・細菌の皆様、ありがとうございました。本書に掲載したものは、現在日本で行われているワクチンの対象となっているウィルスを中心に、ピックアップし、掲載順は、頭（牡羊座）から足（魚座）へ向かう順番です。　ウィルスさんたちはすべての星座、惑星を何度もラウンドしていますが、その中でも特に長く修行した思い出深い星をあげてもらいました。

	ウィルス名	細菌名	形／星座・子音	パーツ	動き／惑星・母音	臓器	キーワード
1-1		ジフテリア菌	牡羊W	頭	火星E	胆	いじめっ子
1-2		溶連菌	牡牛R	喉	金星A	腎	いじめられっ子
2		肺炎球菌	双子H	両腕肩	水星I	肺	コミュニケーション
3		百日咳菌	双子H	手	水星I	肺	情報
4	日本脳炎		蟹F	胸部	月EI	脳	内的衝動
5	インフルエンザ		蟹F	胸部	月EI	脳	戦争と平和
6-1		結核菌	獅子T，D	心臓	太陽AU	心	光
6-2	コロナ		獅子T，D	心臓	太陽AU	心	熱
7	ロタ		乙女B，P	腸	水星I	肺	幼さの克服
8	ムンプス		乙女B，P	耳下腺	水星I	腎	香りを迎える
9	A型肝炎		乙女B，P	消化器	月EI	肝	社会適応
10	ヒトパピローマ		天秤C，Ch	骨盤	金星A	腎	美への変容
11-1	ヘルペス		蠍S	生殖器	火星E	胆	自立
11-2	RS		蠍S	喉	火星E	胆	夫婦
12		Hib	射手G，K	大腿	木星O	肝	グローバル
13	B型肝炎		射手G，K	大腿	木星O	肝	建て直し
14	ポリオ		山羊L	膝	土星U	脾	環境

	ウィルス名	細菌名	形／星座・子音	パーツ	動き／惑星・母音	臓器	キーワード
15		破傷風菌	山羊L	膝	土星U	脾	ブレイクスルー
16	麻疹		水瓶M	腓腹	火星E	胆	9歳・重さ
17	風疹		水瓶M	腓腹	水星I	肺	14歳・軽さ
18		髄膜炎菌	水瓶M	腓腹	土星U	肺	味見
19-1	アデノ		水瓶M	腓腹	木星O	肝	現在・賢者
19-2	リンゴ病（ヒトパルボ）		水瓶M	腓腹	土星U	脾	現在・空飛ぶ
19-3	手足口病（エンテロ他）		水瓶M	腓腹	水星I	肺	現在・職業
20-1	天然痘		魚N	足	月EI	脳	過去・牛
20-2		ペスト菌	魚N	足	木星O	脾	過去・ネズミ
21	AIDS（HIV）		?	?	?	?	未来人間

1-1 ジフテリア菌

牡羊座W／火星E

宛先：正しい言葉を身につける人に

件名：脅かすのはもうやめます

下調べ

ジフテリアは、のどの奥にできる灰色の膜で気道が狭くなり息が苦しくなるのが特徴。日本では、1945年に約86000人（うち10％が死亡）の届け出があったが、1999年を最後に報告0。4種混合ワクチンの中に含まれ4回接種する。

牡羊座の下請け業務

師匠の仕事

頭頂部（上の空間含む）をつくる

大地を鋤（すき）こむ

♈

修得した技術

位置・大きさを適正にする力

（上中下、1・2・3）

下を膨らませる力

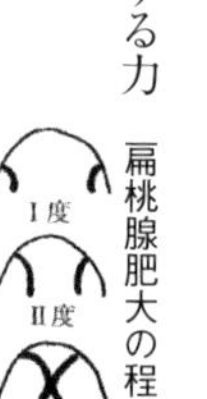

扁桃腺肥大の程度

人間にもたらすもの

繊細さ・優しさ

心室中隔の穴をふさぐ力

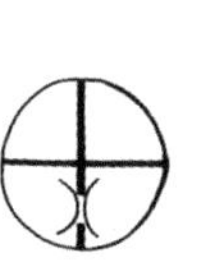

まとめ

いじめっ子だった過去の過ちを焼き尽くし、正しい言葉遣いのサポートをします。

地（支える）	部位 症状	咽頭（上中下↑） 動物の遠吠えのような声
水（育む）	生命 時間	水と風の調和 0～3歳
風（形づくる）	破壊 飛躍	獰猛さ・ガサツさを脱ぎ捨てる 知覚力・思考力
火（真の協力者）	働き 使命	正しい言葉と思いやり 話す力の向上

1-2

溶連菌（A群溶血性レンサ球菌咽頭炎／猩紅熱）

牡牛座R／金星A

宛先：おどおどする君へ

件名：言うべきことをきちんと言います

牡牛座の下請け業務

師匠の仕事
喉をつくる
器・受け皿をつくる

修得した技術
消化する力／腺分泌の力
上を膨らませる力

人間にもたらすもの
きちんと言うべきことを言う勇気
心房中隔欠損症の穴をふさぐ力
（参照：心臓の秘密①）

♉

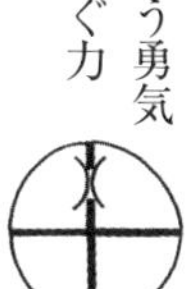

下調べ

猩紅熱（しょうこうねつ）の原因菌(1-2-1)。舌にイチゴ状のブツブツ、喉の腫れと高熱、全身の発疹、腎臓症状などがある。ワクチンはない。

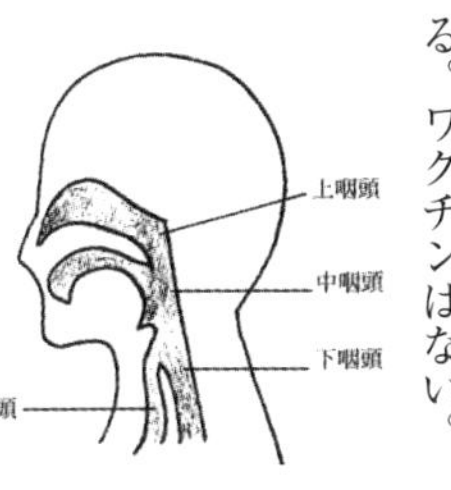

まとめ

いじめられっ子だった記憶の毒素を吐き出し、言うべきことが言える勇気をサポートします。

地（支える）	部位 症状	咽頭（上↓中下）／腎臓 高熱・イチゴ舌・発疹
水（育む）	生命 時間	地と風の調和 学童期、潜伏期２～５日
風（形づくる）	破壊 飛躍	いじめられた過去との決別 観察力、直観力
火（真の協力者）	働き 使命	恐れの克服と聴く力 聴く力、歌唱力の向上

2 肺炎球菌

双子座H／水星I

宛先：生きていく場を探す人たちに

件名：故郷にはいつでも帰れるよ

双子座の下請け業務

師匠の仕事

両肩・腕・手をつくる

二重の対称性をつくる

空間を形づくる（果実を膨らます）

♊

修得した技術

腕の先に手・指をつくる力

気管支・肺胞を形づくる力

大地と結びつける力

人間にもたらすもの

生きていく空間づくりのサポート

コミュニケーション能力の獲得

左中葉の回収と橋渡し↓あの世への帰還

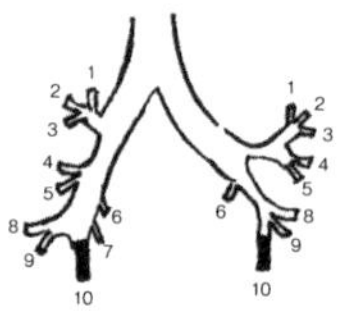

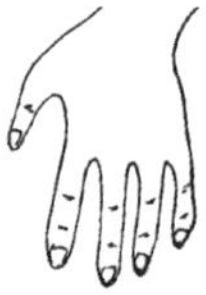

下調べ

Streptococcus pneumoniae

ルイ・パスツールが分離。肺炎を起こす菌。乳幼児では鼻や咽に常在（いつも住んでいる）。ワクチンは成人用と小児用の2種類。対象は生後2カ月～6歳未満、4回接種。日本では2013年から定期接種に。

地（支える）	部位 症状	呼吸の場（肺・皮膚・粘膜等） 肺炎
水（育む）	生命 時間	地上に降りる、天上へ戻る 22カ月（胎内10カ月＋生後12カ月[2-1]）
風（形づくる）	破壊 飛躍	生きる場を変える 有意義な情報交換
火（真の協力者）	働き 使命	生きていく場の自由な選択 コミュニケーション能力･芸術性の支え

まとめ

生きていく場の自由をサポート。芸術性・コミュニケーション能力の獲得にも、元いた世界に戻る時も手伝います。

〈インタビューを終えて〉

手が使えるということ

　ドラえもんの手はグー、僕らの手はパー。指の間の空間のおかげで、お茶碗も箸も持てる。この手で、必要なものを何でもつかめるありがたさ。

赤ちゃんが赤ちゃんと呼ばれる理由

　この世は厳しい修行の場。強い決心をしてやってきても、準備不足と判断したら、1歳までに、もう一度空の世界に戻る選択肢が保証されている[(2-2)]。「お宮参り」はこの世で生きる決心をした子を「大事に預かります」という親と天との間の決め事だった。授かった可愛い我が子との別れは、母にとって何よりもつらいこと。「どうしても別れたくない」というニーズに応えるため、医療は進歩した。ワクチン[(2-3)]開発もその1つ。肺炎は息を引き取り、あの

世に帰るためのツール。赤ちゃんの頬が赤いのは、胸(肺)の熱を頬に移動させ、肺炎を免れた証拠。「この世で生きていくよ」という強い決意表明なのだ。

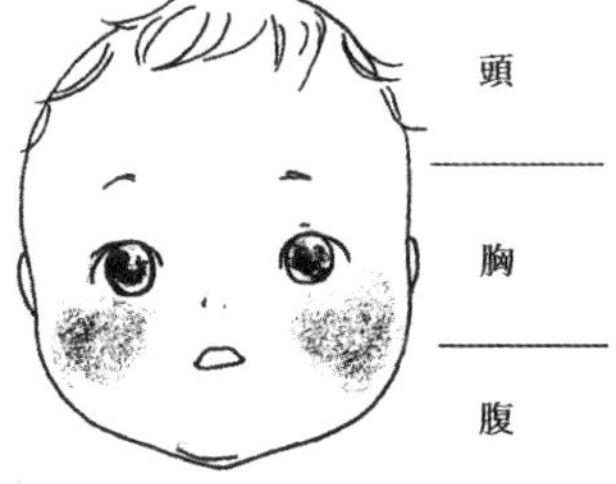

3

百日咳菌

双子座Ⅱ／水星Ⅰ

宛先：時代の先端を生きる人に

件名：100日先の情報をお届けします

双子座の下請け業務

師匠の仕事

対称的な二重空間をつくる器をつくる

♊

修得した技術

{19（＝7+12）+1}×5＝100日のバケツリレーする力。

人間にもたらすもの

100日先の未来情報を受け取る力

語学力・心肺能力をアップさせる力

by メルクリウスの杖

下調べ

1906年 Bordet and Gengou らが分離。文政年間(3-1)に百日咳と呼ばれた。痙攣性の咳発作が特徴。乳児は重症化しやすく、死亡の危険性が高い。ワクチン接種率の高い先進国で感染者数が上昇している唯一の疾患。患者の約60％が成人。

地（支える）	部位 症状	肺・気管支 熱のない顔を真っ赤にしてする咳
水（育む）	生命 時間	火と風をつなぐ 約100日（血液が入れ替わるまで）
風（形づくる）	破壊 飛躍	愛なき情報／人間関係を壊す 芸術性・翻訳能力・発明発見
火（真の協力者）	働き 使命	静寂から未来情報を受け取る 未来の構築

まとめ

静けさの中から未来の情報をお届けします

〈インタビューを終えて〉

100日前の準備

交通事故。車に跳ね飛ばされたのに、大したけがに至らず「紙一重」で助かった人がいる。紙一枚はいったい誰が置いてくれたのか？　この日起こることは予測できていたのか？　100日（約3カ月）で、血液は新しくなる。免疫（疫を免れる）システムも、このリズムを用いている。困難に出会い、人は鍛えられるものの、無防備で受けると大けがをする。100日先に起こる情報を百日咳ウィルスが運んできてくれるおかげで、当日に備えられるのだ。そこには深い愛と叡智がある。

未来から招かれる

未来の情報が簡単にわかれば、大金持ちになれる（株・賭け事等）。でもそれは幸せにはなれない。百日咳にかかる人は、時代の先端の研究開発に携わる人たちが多い。努力の先に未来情報を受け取れるのは、未来から招かれたからなのだ。

湿原に咲くドロセラ

ワタスゲやミズゴケが泥炭を生み出す高層湿原に、ひっそりと咲く食虫植物ドロセラ（モウセンゴケ）。彼女たちが咲く場所は、人間で言えば横隔膜。ドロセラは、ここで人間の過剰な動物的要素（欲望等）を食べてくれて、痙攣性の咳を鎮める。虫を食べてもドロセラ自身何のメリットも無いにも関わらず。だからドロセラは百日咳のレメディなのだ。

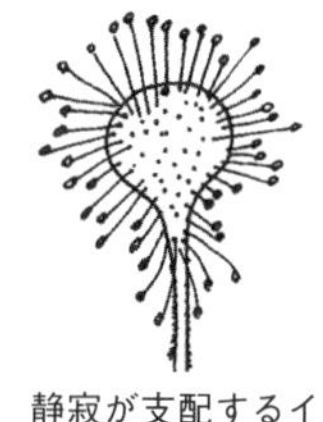

静寂が支配するインタビューの場、駒止湿原（南会津）白樺谷地に咲いていたドロセラ

4

日本脳炎・ウィルス

蟹座F／月E－

宛先：内に秘めたものをもつ人たちへ

件名：ダイバーシティ（多様性）の尊重

蟹座の下請け業務

師匠の仕事
胸の領域をつくる
第3の空間をつくり保護する

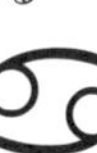
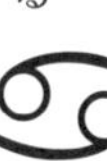

修得した技術
殻の内側に描きこむ描画力
古き慣習・イメージを破壊・解放する力

人間にもたらすもの
内部を保護する、風通しのいい覆い

肋骨

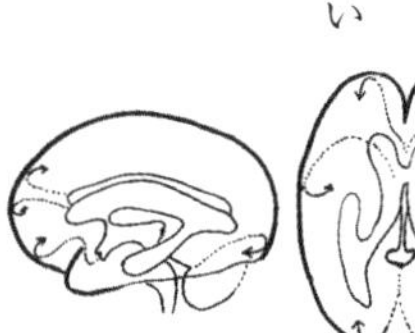

下調べ

日本（岡山）での流行により命名、アジア西太平洋諸国に分布。豚からアカイエカを介して感染し、人－人感染しない。発症率0.1～1％。脳障害等重篤な後遺症を残す。ワクチン接種普及後、1970年頃から激減。近年は年間10人以下。9歳までに4回接種。

地（支える）	部位 症状	脳 発熱、頭痛、意識障害、麻痺
水（育む）	生命 時間	日本特有の時間、死を恐れない心 潜伏期間6～16日、悠久
風（形づくる）	破壊 飛躍	砕きつぶす、せわしなさ 新しい文化・空間・価値の創出
火（真の協力者）	働き 使命	良きリズム、美、粋を生み出す 内的衝動の解放

まとめ

嫌われる不安・自己否定感、内的衝動を表現できないもどかしさを焼き尽くしました。蚊はその点火役。

日本特有の時間

日本に流れる時間の質は西洋社会とは異なっている。日本文化には「死を恐れない」「悠久の時間の流れ」が底辺にあり、西洋には「死を恐れる土壌」の元「時間の効率化」の概念が育っている。それは建築様式(4-1)や伝統工芸（焼き物・刀剣等(4-2)）、道・修行（舞・琴・茶道等）に現れている。四季の巡りに呼吸を合わせ、二十四節気・七十二候では、動植物が行動指針を示唆してくれる。〈例：3月15日：菜虫蝶になる〉

世の中と自分の中で流れる時間のスピードも異なっている。目覚める時が遅く、世の流れに乗り遅れても、個性やダイバーシティ（多様性）(4-3)を尊重する時代になりつつある。人は、お腹（血）の中に今世の宿題（暴動・熱狂・喧騒等）をもってやってくる。安保闘争の終焉と、オタク文化(4-4)の登場に象徴される1970年代を経て、ＩＴやＡＩ化の加速で新しい職業が次々に生まれ、日本脳炎ウィルスは、その大半の役目を終えている。

〈芋虫に変身してのレポート〉

蚊の目には豚の背中の汗、血の中の日本脳炎ウィルスが映る。レポーターは、葉っぱを食べる芋虫。濁水を泳ぐボウフラ(4-5)の親友で、蝶・蚊となる運命を共有している。

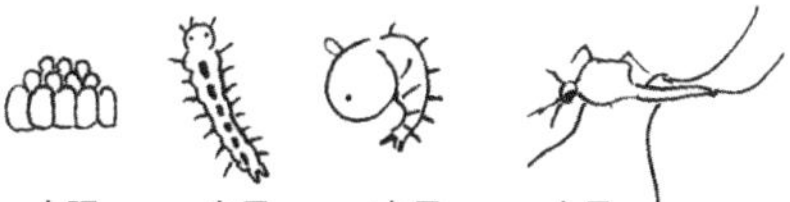

土星　木星　火星　太陽

5 インフルエンザ・ウィルス

蟹座F／月E－

宛先：海をきれいにする人たちへ

件名：燃やして映し、写して萌える

蟹座の下請け業務

♋

師匠の仕事

（双子座がつくった）空間内部の活性化

濃縮排泄し、覆い（蟹の甲羅／魂が入る余地）をつくる

修得した技術

籠をつくる／内面化された水を蓄える

人間にもたらすもの

汚れた空気・水を火で浄化する力・火を止める力

下調べ

流行性感冒（流感）、英語でflu。飛沫や粘液が、手・目・鼻・口を経由して感染。第一次世界大戦の死者1500万人より、終了直前から流行したスペインかぜ（H1N1インフルエンザ）の死者（2000〜5000万人）の方が多かった(5-1)。

地（支える）	部位 症状	肺、咽頭、脳、筋肉、関節 高熱、咳、頭痛、咽頭・関節・筋肉痛
水（育む）	生命 時間	記録の書き換え 潜伏期間1〜3日、治癒1週間
風（形づくる）	破壊 飛躍	突風、風評、大流行 急展開、勢い
火（真の協力者）	働き 使命	統括 最終責任 再出発 影響力の行使

のどで真似てうつし、流行を止める。海をきれいにする熱。

たくさんの人たちから質問を、僕は5つにまとめた。でも、インフルエンザ・ウィルスさんの修行時代のことや、師匠の仕事内容を聴くうちに、用意した質問の未熟さを感じた。でも、いやな顔ひとつせず、全部答えてくれたので、僕の気づきと共に巻末にまとめた(5-2)。

脳室での視聴覚授業

招待されたインタビューの現場は側脳室の最前席（図5、①がギプ②がクプ）。竹籠で編まれた2人分のアリーナ席だった。左手の眉間の位置にパノラマビジョンがあり、右手にはクロスする橋（視交叉(5-3)）と、月が映し出される静かな海面（第三脳室）が眼下に広がっていた。やがて、その橋が上下に揺れ始め、静かな海は濁り、悪臭が漂い、パノラマビジョンには、おどろおどろしい光景が映し出されていた。僕は思わず走って逃げ出したくなった（インフルエンザに罹った子どもたちの行動そのもの）けれど、何とか竹籠にしがみつき、踏ん張っていた。

僕らがわかりやすいように**「インフルエンザとは脳の病気である」**ということから、ウィルスさん自らの解説が始まった。脳の本質は、脳科学者が研究対象にしている脳味噌ではなく、髄液に満たされた脳室（脳の空間）にあり、お腹で考えられたことを映し出す鏡に過ぎない(5-4)。脳室は鏡であ

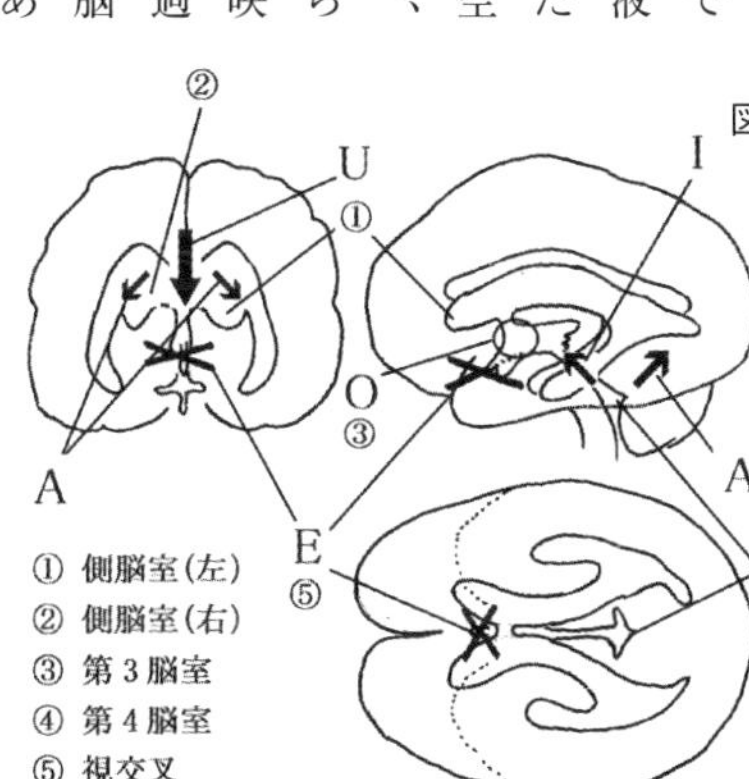

5 インフルエンザ・ウイルス

蟹座F／月E-

り、海であり、母なのだ。人は海を汚す。怒りや恐れ、浅い認識から虐待や戦争を生みだすし、わがままで散らかし放題、それを皆、母なる海に押しつける。母は黙ってそれを、上下左右に潮のリズム（呼吸と同じ18回／分）で、きれいにしていく。洗剤に相当するのは、山から川を通って細かく精妙化された金属。海は、父（山）からのプレゼントを受け取り、絶え間なく洗濯をしてくれている。日差し（火）を浴びて水蒸気となって水が天へと戻っていく時、その一粒一粒の水滴に細かく一部始終のプロセスが情報として記録されている(5-5)。

脳室の役目と動き

脳室は、大きく4つの部屋に分かれる。側脳室が受け取る汚れを、母なる海は両手で押し抱く。赤ちゃんが初めて排泄するウンチを喜んで受け取る母の愛に満ち溢れている（A：敬意をもって受け取る動き）。潮の流れは細い水道（中脳水道／U：道をつくる動き）を通って、第4脳室に向かう。ここには個人・民族・人類の宿題がデータで保存されている。データの一部を携え、固い決意をもって（I：自立する動き）第3脳室へとまっすぐに登っていく。僕らが最初に見た静かな湖面は瞬く間に汚濁や悪臭に満ち、怒号や悲鳴渦巻く荒海になる。それら全てを包み込んだ（O：包む動き）第3脳室は重く沈み込む。交差した（E：クロスする動き）橋は、その重みで激しく揺れる。この時、人はめまいや、物が二重に見え（複視）幻影を見ることになる。体温は39度を越えて、数日間うんうんうなって布団の上で過ごす時期だ。包み込み洗濯する第3脳

側脳室(1,2)	言語中枢／ヘルペス
第3脳室	素直な心の目／アジナ・チャクラ
第4脳室	過去世の記憶の保管

室から一部の汚れが、第4脳室を経て脊髄の髄空内へと降りていく。それらは、関節や筋肉の痛み、手足のしびれを生じさせる。この時、喉は大活躍し、咽頭痛（火の浄化）によって、安全にこし分けられたものが、肺から咳（風の浄化）、鼻から鼻水（水の浄化）で外部に排泄される。経験するこれらの症状は、実は十分に吟味され、脳室の海が果たす全仕事のおそらく0.1％以下だ。最もきつい仕事は僕らが寝静まった深夜に行われているにも関わらず、わずかな負担でさえ、僕らはもっと軽くして欲しいと解熱剤・咳止め・痛み止めで逃げ出そうとしてしまうのだ。

インフルエンザ・ウィルスさんたちが修行で身につけたFの動きは、火で浄化（ｆｉｒｅ）することと、延焼をくい止める動きだとわかった。流行らせようとか、人を虐めようとかいう意志は毛頭ない。むしろ、人間の過ちを修正し、最小限の被害に留めようとしてくれている。つらいと僕らが感じる症状は、むしろ治癒へと向けてくれた恩恵そのものなのだ。もし熱で燃やし尽くされずに、あの汚れが残ったままにすれば、それは溜まりに溜まって別の形で僕らは再び向き合わねばならなくなる。おそらくその代表の一つが、統合失調症だ。10代の最後に発症のピークをもつこの病気は、幻覚や妄想を特徴としている。熱を出し、必要な時期にインフルエンザに罹ることが、もっと困る病気の予防になるのだなと僕は感じていた。

公的病院が本音を語りだした

２０１７年冬、ある都立の病院には、以下の内容の立看板が設置された。

- 当院ではインフルエンザ・キットでの迅速診断[5-6]は行ないません。
- インフルエンザは抗インフルエンザ薬を飲まなくても自然に治ります。
- インフルエンザ脳症など重症のケースを当院では引き受けていません。
- 抗インフルエンザ薬で重症化は防げません。

6-1

結核菌

獅子座T,D／太陽AU

宛先：自分の中心（核）へ向かう人に

件名：光の欠乏／汗を盗まれる物語

獅子座の下請け業務

師匠の仕事

双子座

内外の空間形成

修得した技術

膨らませる技術

（蚕の繭をつくる）

人間にもたらすもの

腕・手の力、技術

獅子座

立ち上がる力

非対称性・特定のリズム

熱↓光を

地上にもたらす

胸椎(12)・尺骨をつくる

捧げつくす熱

下調べ

1882年ロベルト・コッホが発見。世界で年間1000万人が新たに結核と診断（2017年WHO）。日本では、明治初期まで労咳（ろうがい）と呼ばれ、昭和14年当時、年間十数万人を数えたが、現在は激減(6-1-1)。BCGワクチン(6-1-2)は1歳までに接種。

地（支える）	部位 症状	肺・腸・骨・中枢神経・腎・皮膚 やせ（地）・盗汗（水）・咳（風）・喉や体の痛み（火）・血痰(6-1-3)
水（育む）	生命 時間	大地との結びつきと浄化 数か月～数十年（長期間）
風（形づくる）	破壊 飛躍	空間を侵食する（肺・腸・腎・骨） 悲しみ・悔しさ・恐れの反転変容
火（真の協力者）	働き 使命	失った核を結ぶ 光の欠乏を補う

まとめ

分離によって失われた中心（核）を再び「結」びつける。

核を結ぶ

結核菌は、自分の核（熱・アイデンティティ）を失い、上部と下部に分離してしまった人のところにやってきて「核を結ぶ」ように働いてくれている（名前のとおり）。二つの分離タイプがあり[6-1-4]、一つめは下部が過剰に働かざるをえなくなったケース（女工哀史／ああ野麦峠[6-1-5]）。戦前戦後の日本経済を支えた製糸業、過酷な労働環境のもと多くの若い女工さんたちが命を捧げるように結核で亡くなっている。蚕[6-1-6]の変態を四季になぞらえると

卵（冬・地）→芋虫（春・水）→サナギ（夏・火）→蛾（秋・風／光）

サナギの繭から絹糸を取り出すのは、火から光を取り出すことで、その作業が過重なあまり、自らの熱と光を失っていったとも言える。もう一方は、上部（熱を光に変える）が働きすぎ、それを受けとめる大地（世の中）が未成熟故、上部が力を失っていくケース（ノヴァーリス[6-1-7]／光を紡ぐ詩人、結核のため29歳で死去）。いずれの結核も「光の欠乏」が背景にある。結核でみられる「盗汗」という症状は、熱が光に正しく変われない病態を表現したもの。工女たちの汗が、日本経済発展の名のもとに盗まれたとも言える。

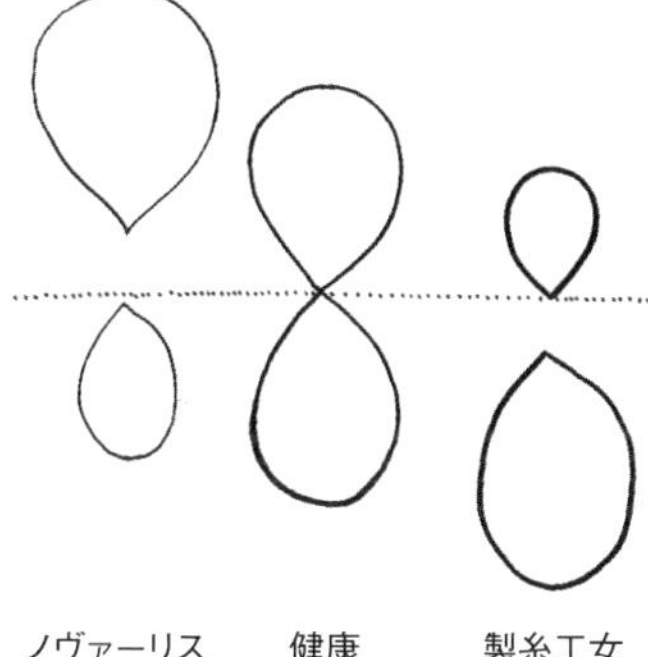

6-2

コロナ・ウィルス

獅子座T, D／太陽AU

宛先：自立していくあなたへ

件名：14歳の心臓／笑いの冠

SARS(6-2-1)（サーズ・コロナ・ウィルス）／SARS-cov2（新型コロナ・ウィルス）

獅子座の下請け業務

師匠の仕事

熱の移動。

真・善・美、リズムの創造

♌

修得した技術

頭から手足の先へ熱を運ぶ

ソフトウエアのプログラミング

人間にもたらすもの

1 14歳の心臓をつくる

2 心臓思考(6-2-2)を可能にする

3 笑いの冠を被る

下調べ

1960年代に発見。コロナ（太陽の光冠）に似ることから命名。4種類のコロナウィルスは、風邪の原因の10～15％（流行期は35％）を占め、多くは軽症。2003年にSARS、2012年にMERS、2019年にSARS-cov2が同定され、計7種類。ゲノムはRNA。

地 （支える）	部位 症状	肺・心臓 発熱・呼吸困難
水 （育む）	生命 時間	熱の放出・対流 潜伏期間2～14日、14歳
風 （形づくる）	破壊 飛躍	内にこもる邪熱、隠蔽体質 風を巻き起こし光輝く
火 （真の協力者）	働き 使命	清熱・調和 地球人としての役割

まとめ

熱→光を君に託す。

コロナウィルスは、次の6つの動きで、14歳の新たな心臓づくりに働いている。

	コロナの働き	オイリュトミーでの動き
1	古い心臓を喉の位置に移動させる	R：右・左足をこぐように回す。
2	心臓の膜に縦切開	肯定と否定：左足を1歩前、右足を1歩後ろへ
3	古い膜を腐植化し、くるりと皮をむく	共感と反感：右足を一歩前、右足を一歩後ろへ
4	横壁(上下の室の間)をつくる	愛のE：両腕を水平に伸ばし、胸の前でクロス
5	縦壁(左右の中隔)をつくる	希望のU：両手両足を左右に開き、両手を頭上まで移動。足を閉じ両手を地面まで貫く。
6	中心と周辺をつくる 笑いの冠を被せる	畏敬のA・H：両手をV字に開き（A）肩の力を抜く。 笑いのH・A：両手を広げ天に向かって押し出す。

希望のU
愛のE
HA
AH

この働きは、オイリュトミー（魂の練習(6-2-3)）の動きそのもの（月の章で紹介）。

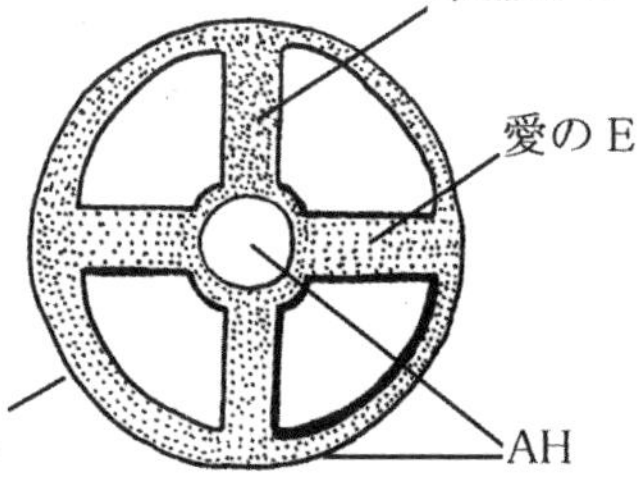

研究者たちの分析

遺伝子研究者(6-2-4)はじめ、数学・物理・生物学者たちが、それぞれの立場からコロナウィルスを研究し、陰謀論(6-2-5)から5G(6-2-6)との関連、動物虐待の現状に警鐘を鳴らす者や(6-2-7)、BCGが予防に役立つ(6-2-8)と推奨するものもいる。「病原菌派vs環境要因派」の病因論争(6-2-9)のように、原因はいくつもの層状をなしている。最上層の答に到達したならば、分析から統合へと昇華され、ウィルスの側に立った尊敬と愛に満ちたものになっているはずだ。

7 ロタウイルス

乙女座B,P／水星Ⅰ

宛先：幼さを克服していく子どもたちに

件名：白いウンチは川を渡った証拠

乙女座の下請け業務

師匠の仕事

地上へと着地させる／視覚をつくる

消化管をつくる

（牡牛座が噛み砕いたものを軽さと重さで区別して消化・排泄する）

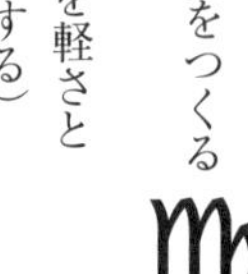

修得した技術

目の（つけどころの）力

5本の指で、手がものをつかめるような基盤（3回、4回繰り返す）

人間にもたらすもの

手根骨（3個4個）

目・胃腸でつかむ力／踏ん張る力

分別する力

下調べ

下痢・嘔吐・白い便が特徴。手や物の接触を通じ、糞口経路によって伝播。世界中でほとんどの乳幼児が5～6歳までに一度は経験する。

地（支える）	部位 症状	目・手・直腸・歯茎(7-1)、小腸粘膜 白い便・嘔吐／仮性小児コレラ(7-2)
水（育む）	生命 時間	しっかり見て、噛みしめる力 乳幼児期
風（形づくる）	破壊 飛躍	きかん気・癇癪・不機嫌等 幼さという川を越える
火（真の協力者）	働き 使命	砂場で遊べる 2の獲得

まとめ

幼さの川を越える。目・お腹・手に宿るつかむ力。

クプ初のインタビューは、若き起業家「ミスターロタ」社長。様々な代行業(7-3)で急成長の会社。インタビューはスポーツクライミングのジム。小学生の頃、朝が苦手で学校に行く前はいつも下痢。それがよくなったのは、ロタウィルスのおかげで、指でつかむ力、軽々クライミングする力になったと。何が起きたのか4つのキーワードでまとめると…

溺れる

プールでも砂場でも遊ぶことができない体力の弱さ。

何かにハマって気を取られてしまう精神的弱さ。「○○に溺れる」

中る（あた）

中毒：毒に中る(7-4)。的中：↓依存症（スマホ等々）

白と黄色

普通の便は黄色(7-5)。ロタウィルスの便は白い（分別がまだできない）。

退行と代行

退行：幼さという川を渡れない。「対抗」「退校」

代行：退行を支える。幼い自分を助ける大人になった自分。

川を渡れなかった弱さを知る人たちが手を差し伸べる。踏ん張れるようになると、踏ん張れない人（自分）のために働ける。28歳の自分が1歳の自分に力を送ると、「1歳の自分が2歳」になれる。その時、逆の流れも発生する。彼が会社を起業できた時、ロタウィルスは、1歳の自分から28歳の自分へ「成功をつかむ力」を運んだ。往復する力、2の獲得の瞬間。

8

ムンプス・ウィルス（流行性耳下腺炎／おたくふくかぜ）
乙女座B,P／水星ー

宛先：芸術的に生きる人へ

件名：まみむめムンプス　マ行が鍵

下調べ

片（両）側の唾液腺・耳下腺の腫れが特徴。1〜2週間で軽快。髄膜炎・睾丸炎・卵巣炎・難聴・膵炎など合併も。5世紀ヒポクラテスがThasus島で記載。

乙女座の下請け業務

師匠の仕事

獅子座（火・カオス）を手なづけ、動きやすい大地に着地させる（上下）。扉を開く（左右）

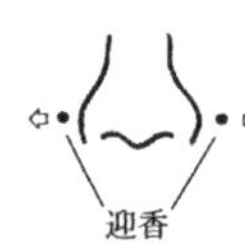

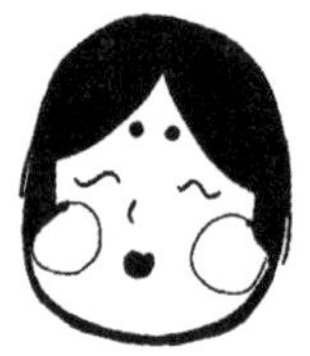

修得した技術

軽さを取り込む

3回に分けて運ぶ

〈例：腎臓（前中後）〉

人間にもたらすもの

迎香(8-1)を開く

（頬を腫らし香りを迎える）

→芸術性を身につける

共感する力

地（支える）	部位 症状	耳下腺・消化管・睾丸・卵巣 発熱、頬の腫れと痛み
水（育む）	生命 時間	香りと共に福の取り込み 潜伏期間平均18日
風（形づくる）	破壊 飛躍	風穴をあける 芸術的センスのアップ
火（真の協力者）	働き 使命	風・光の中にヒント発見 思考・行為に芸術性を吹き込む

まとめ

香りを迎え、芸術的感性の花開く。

ムンプスさんのご返事はいつも1行だけ。でもその1行に必要なことはすべて詰まっていました。

Q1　クプ：ほっぺたが膨れると、どんな福が来るんですか？

お多福[8-2]の笑顔が人を幸せにするのかなと思いました。

A1　ムンプス：まみむめムンプス、マ行のムが鍵。

クプ&ギプ：素敵なヒントありがとうございました。マ行五段活用が似合う5つの言葉「噛む」「組む」「読む」で考えました。この3つはどれも、頬の近くの口や顎の筋肉が動くところだと気づきました。

まない（未然）
みます（直近）
噛　む（現在）
めば（仮定）
もう（未来）

「上顎（動かない）が過去、下顎（自由に動く）が未来に関係する」と考えると、マ行のムは現在なので、大事な結び目なのだと思いました。過去をしっかり「組み込み」よく「噛みしめ」理解し、風の中に未来を「読む」こと。私たちがこうしたことを実現できるように、来てくださるのだと思いました。

Q2　ギプ：おたふくかぜの合併症、男の子の精巣炎（副睾丸炎）は、どんなつながりがあるのですか？

A2　ムンプス：腎の来た道を辿れ。

「発生学」の腎臓をみると、前腎（耳の位置）→中腎（骨盤の底）→後腎（腰の位置）という歴史があることがわかりました。耳下腺（前腎）と睾丸（中腎）は、時間的につながり、熱の調整をしているのだと思いました。

9 A型肝炎・ウィルス

乙女座B,P/月EI

宛先：社会に適応していくあなたへ
件名：ボタンのかけ違いの修復

乙女座の下請け業務

師匠の仕事
重さと区別し、軽さ（Light・光）を取り出す。
消化・排泄の区別の決定。

修得した技術
月のリズム（28）を映しだす。
28本の神経をもつ組織をつくる。(9-1)

人間にもたらすもの
脊髄・目の神経（28本）

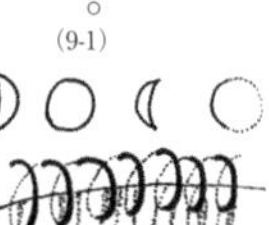

下調べ

貝を食べた後などに、黄疸で発症。黄疸は、胆汁が多く分泌され目が黄色くなる肝臓の病気。貝のヒモの中にA型肝炎ウィルスは住んでいる。B，C型肝炎と違って慢性化しない。

Q：慢性化しないのはどうしてですか？

A：学んだ叡智を貝の内蓋に描きこみ記録するから。

地（支える）	部位 症状	肝臓・目 発熱・倦怠感・黄疸(80%)
水（育む）	生命 時間	記憶の書き換えを手伝う 潜伏期間・症状1カ月
風（形づくる）	破壊 飛躍	空気をよめず、雰囲気を壊す 違う発想、行き詰まりの打破
火（真の協力者）	働き 使命	社会不適応の修復サポート 様々な角度からの視点

まとめ

将来に備え、ボタンのかけ違いに気づかせくれる。

貝のヒモの中に招待されてインタビュー。ホタテ貝さんも、快く中を案内してくださいました。

Q1　何故、貝の中に住んでいるんですか?

A1　貝に学ぶため。

二枚貝は、人間の目をつくる仕事に携わっている(金星7)。貝という字は目の下に〝ちょんちょん〟、目を支えている。驚きや怒りで目を見開くような時こそ、じっと目(蓋)を閉じ、内省させてくれる。

↓人間の「肝が座る」のを助けるためだ!

Q2　黄疸はどうして目に出るんですか?

A2　同じ響きの2字熟語にヒントあり。

「横断」の「横」には、「横暴」「横行」「横着」など、わがまま・未熟さが含まれている。黄色は光と関わり、向こう側の世界に続いている(黄昏・黄泉・黄土)。光があればよく見えて理解できるし、怒る必要もない。黄疸は光がやってきてくれた証。

Q3　発展途上国や地域に多いのは何故ですか?

A3　先進国に多い病気とボタンのかけ違い。

適応障害は、学校や社会になじめない。自己免疫疾患やアレルギーは、内外の環境と折り合いがつかない。先進国にはボタンのかけ違いを直す機会が奪われているのかも。

ホタテ貝

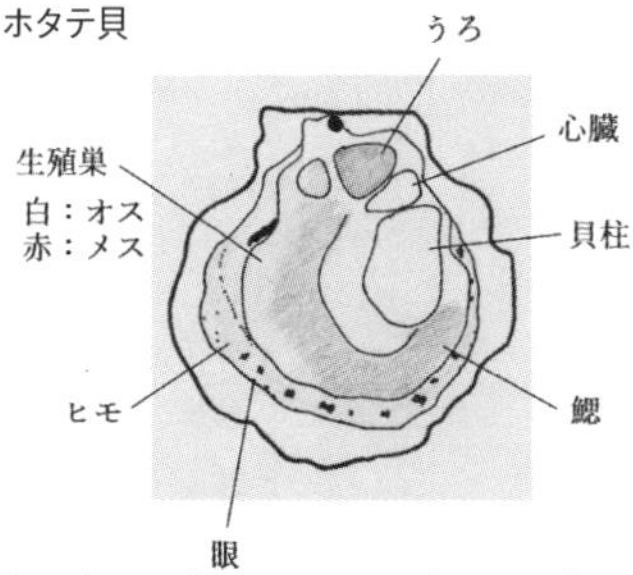

うろ(中腸腺)：胃・肝臓の役目。貝毒の蓄積。

ヒモ(ミミ／外套膜)：外縁部の肉厚な紐状。触手や眼がある。

心臓：一心房二心室。血液は無色透明。

眼：外套膜の上に黒く点在。レンズや網膜あり、光を感じる。

鰓(エラ)：海水から餌や酸素を取り込み、二酸化炭素を放出する。

生殖巣(精巣・卵巣)：通常雌雄同体。日本のホタテは雌雄異体。

10 ヒトパピローマ・ウィルス（HPV）〈子宮頸癌〉
天秤座C, Ch／金星A

宛先：目覚めのときを迎えるあなたに
件名：愛と赦しのポリープ

下調べ

パピローマウイルスには、水イボやポリープをつくる働きがある。子宮頸癌の原因ウィルスとされ、日本でワクチンは2000年より実施された。接種（3回／筋注）後の重篤な副作用が多数報告され[(10-1)]、現在勧奨停止中。ワクチン推進派と反対派で対立がある。

天秤座の下請け業務

♎

師匠の仕事
光と闇、
昼夜のバランスをとる
（春・秋分）

修得した技術
両極（性）を行き来する力

人間にもたらすもの
闇の世界の太陽

地（支える）	部位 症状	皮膚・粘膜、子宮、骨盤 無症状、ポリープ形成
水（育む）	生命 時間	愛憎・判断・感受の営み 幼少期、20 ～ 40歳
風（形づくる）	破壊 飛躍	欲望の表出 闇の克服、光の変容
火（真の協力者）	働き 使命	赦しを行為に落とし込む 中庸の体験・獲得

まとめ

欲望を高みで美に変容させる

子育て経験豊富な母と祖母がインタビュアーをかって出てくれた。場所は、腕の付け根、胸の位置（魚座Ｐ54の絵参照）にできた水イボだった。

〈ドラマ女郎花 第1～11話のダイジェスト〉

【理論武装する冷たい男と、感情に訴える女。対立する男と女は一つ屋根の下で暮らし、互いを理解し赦しあえるところまで行きつく。】

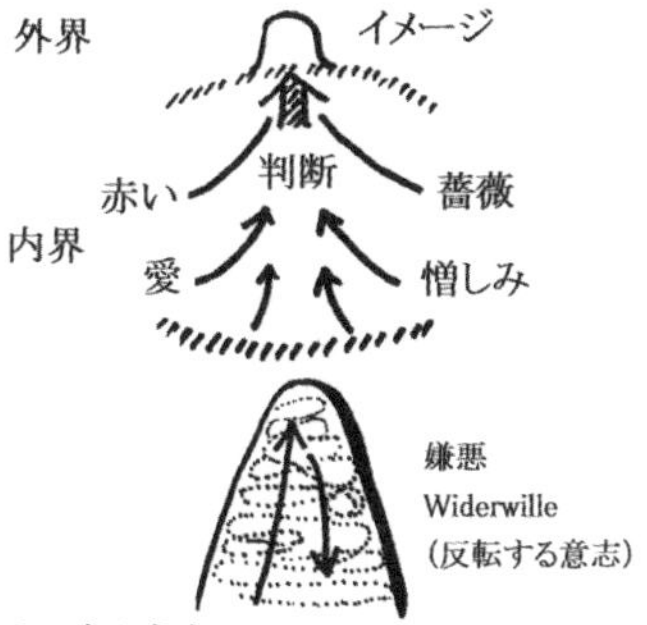

外界
イメージ
判断
赤い
薔薇
内界
愛
憎しみ
嫌悪
Widerwille
（反転する意志）

上へ向かう力

果てしない欲望から愛と憎しみは生まれ、判断を経てイメージへと至る(10-2)。

下へ戻る力

真理に至る（判断）と、欲望を克服したと感じ、美の認識が欲望へと戻っていく。「悪を嫌い（嫌悪）行為に至らなかった意志」→上下にそれぞれ向かう力が、物質的に結実し、中庸を得た姿がポリープ。

子宮頸癌ワクチン接種後から全身の震えが止まらない13歳の娘。母の脳裏に浮かんだのは、かつての集団レイプの映像。獣のような怒声と悲鳴は今も耳に残る。妹を守るため体を張った姉。そこにいた男女は、長い時が流れ、男は女に、女は男に配役が反転。わかりあうのに通らねばならない厳しい道。ワクチン訴訟の輪を離脱した母は別の道へ。祈り、赦しの飽和点で奇跡は徐々に起きていく。リハビリ期間を経た娘は、以前とは別人のような変身をみせ、痛みを理解する夫と出会い、三児の母になっている……。

女性脚本家の独白

『私はあの時、傷ましい輪に加わらず固まったまま見ていた男の子。その映像を脚本にするのが役目』

……そして最終話で女郎花の秘密が明かされる。

11-1

ヘルペス・ウィルス（水痘・帯状疱疹他）

蠍座S／火星E

宛先：自立し歩み進める人へ

件名：堪忍袋を鍛える

下調べ

人に感染するヒトヘルペスは8種類。全身に水疱が出て、かさぶたを作って治癒する水疱瘡は大人で帯状疱疹として再発する。赤ちゃんが最初にかかる突発性発疹は6番。ワクチン接種は任意から定期へ。1~2歳で2回。

蠍座の下請け業務

師匠の仕事

高み（深み）へ向かう力

破壊（ブレイクスルー）する力

♏

修得した技術

死（物質的分解）の力。

物質的囚われから

魂・霊を解放する力。

人間にもたらすもの

魂を集中させる力

忍耐力

PM11 1AM PM9 3AM 三焦 胆 肝

胆嚢（堪忍袋）の充電時間

子午流注(11-1-1)によると、胆嚢は23：00～1：00の2時間に充電する。夜更かしばかりしていると、（堪忍袋が）切れやすくなる。

地（支える）	部位 症状	口唇・皮膚・胆嚢・脳室 3～5mmの丘疹→水疱→痂皮
水（育む）	生命 時間	胆嚢に命を吹き込む 9歳以下、成人
風（形づくる）	破壊 飛躍	自己破壊→攻撃性 自己訓練→創造性
火（真の協力者）	働き 使命	「立つ・話す」を実現させる 踏ん張る力をつける

「立つ・話す」の実現と「考える」を準備する

ヘルペス・ウィルスは、ギプの故郷火星の大先輩。3つの質問(11-1-4)を用意したものの、インタビューの場に着くと、僕は3歳に戻っていて、袢纏(はんてん)に裸足、まだオムツをしていた。鉄瓶でお湯が沸く〝チンチン〟という音がどうにも可笑しくてたまらない。遠野物語には、河童や座敷童(11-1-5)が登場する。村境には、聖俗、人間と動物、あの世とこの世の境目がある。自分は草履をはいて、その境目を行き来していた。だから僕の喉にはEBウィルスが住んでいて、通訳をする役目があるのだ。というわけでレポートは、下の図表の通り。

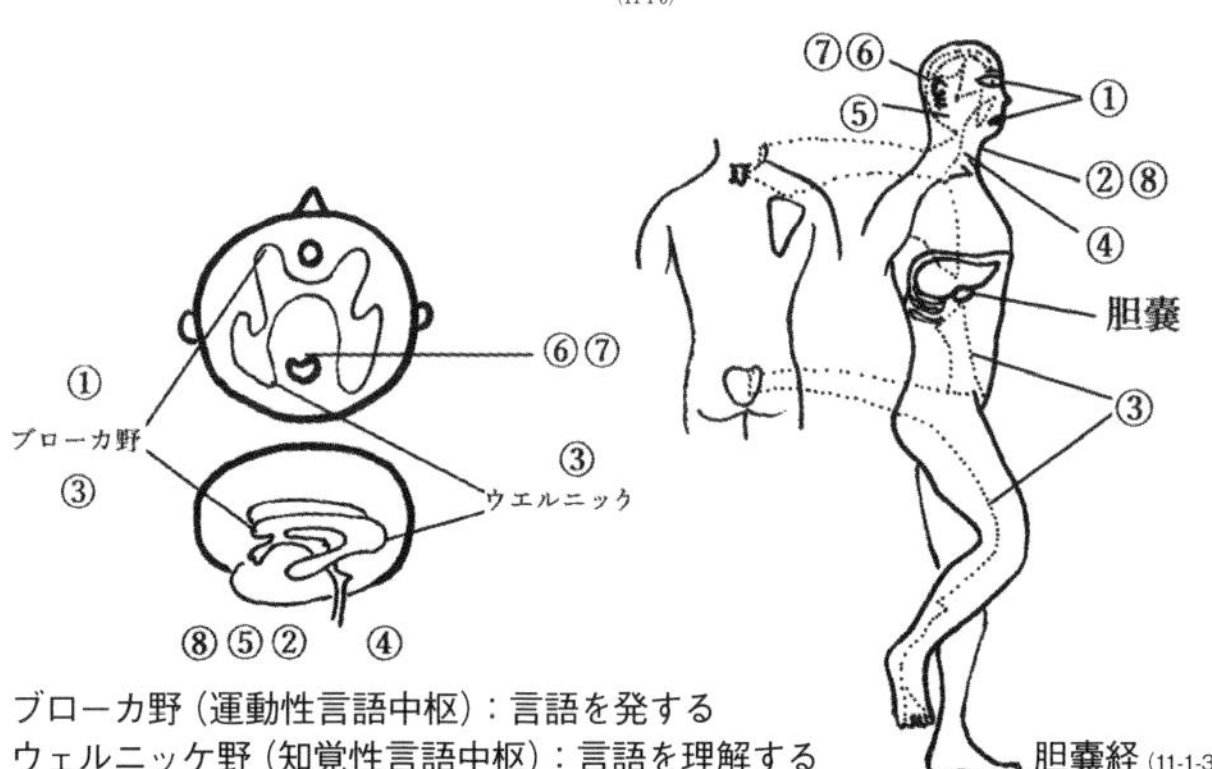

ブローカ野（運動性言語中枢）：言語を発する
ウェルニッケ野（知覚性言語中枢）：言語を理解する

	分　類	場所／症状	本来の役割
①	単純1型	口唇・歯肉口内・角膜	正しい発音・イントネーション
②	単純２型	性器・神経	未来の生殖
③	水痘・帯状疱疹	水疱瘡・帯状疱疹（神経）	聴く<話す／忍耐力
④	EB (11-1-2)	喉／咽頭炎・リンパ腫・癌	境を行き来し繋ぐ
⑤	サイトメガロ	伝単・肝炎・難聴	聴く>話す
⑥	ヒトヘルペス6	突発性発疹	小脳に命を吹きこむ。2カ月後にはバランスをとり、立てる。
⑦	ヒトヘルペス7	唾液	
⑧	ヒトヘルペス8	AIDSのカポシ肉腫	未来の性

11-2

RS（=Respiratory syncytial virus 呼吸器合胞体ウィルス）

蠍座S／火星E

宛先：忘れものを取りに行く人へ

件名：夫婦宅急便

蠍座の下請け業務

師匠の仕事

上に開き下に閉じる働き ♉

（整然と並んでいるものの中から）引き剥がす働き ♏

修得した技術

牡牛（外から形成／活気づける）と牝牛（内から形成／休息・座る）の力

選び出し運ぶ力

人間にもたらすもの

噛み砕き判断しやすいよう準備する

判断する力

下調べ

パラミクソ科(11-2-1)。RSの名前は、培養中に細胞の融合を起こし、多核巨細胞（合胞体）を形成することに由来。早産児、ダウン症や免疫不全をともなう赤ちゃんに予防注射、シナジス(11-2-2)が保険適応。生涯にわたり感染を起こす。

地（支える）	部位 症状	肺・気管支・中耳／肺・腎臓 無症状・咳・呼吸困難
水（育む）	生命 時間	他のウィルス情報の代理運搬 0～6カ月、潜伏期4～6日
風（形づくる）	破壊 飛躍	整然さを引きはがす 空間や機能を自由にアレンジ
火（真の協力者）	働き 使命	地上生活への適応 人間と天使の協働

まとめ

忘れ物・送る物・大きな荷物・小さな案件、どんなご用命も承ります。

RSウィルスは、R（牡牛・牝牛／金星）とS（蠍／火星）が合体したウィルス。二人は修行のラウンドで、何度も同じクラス（双子座、蟹座等）になったクラスメート。学生結婚し、夫婦で息の合った素晴らしい仕事をしている。

依頼された宅急便の箱の中身に関して、RSウィルスは、生物か壊れやすいものかすら聞かないし、一切関わらない。この箱の中身（アプリ）には、子どもたちにとって運命を決定づけるようなものも多く含まれ[11-2-4]、大人もしばしば利用する。重い荷物をもつ夫、料理上手な妻、夫婦間で得意不得意の割分担があるように、人生の課題の交換にもRSウィルスはさりげなく働いている。宅急便としての役割をもつウィルスの中でも、プロフェッショナルだなぁとつくづく思う。

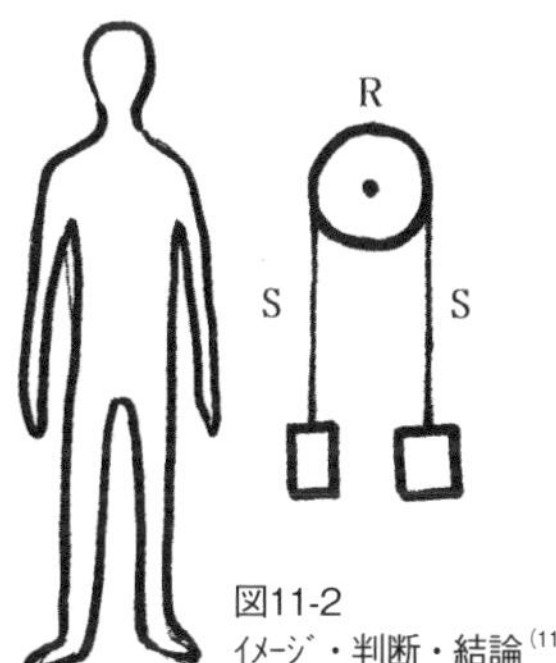

図11-2
イメージ・判断・結論[11-2-3]

頭部 R：イメージ：子どもたちから忘れ物を届けて欲しいと注文を受け天の在庫から選び出す。

両腕 S：判断：荷物の大きさ・重さ、運ぶ距離に応じて料金を計算し（ほぼ無料）注文者に届ける。

両脚・足 結論：受け取ったアプリを子どもは自分の意志でダウンロードする。

※喉（R：牡牛座）から両腕（双子座）への受け渡しがある

12

Hib（ヘモフィルス・インフルエンザ菌b）射手座G,K／木星0

宛先：世界が舞台、グローバルに生きる人たちに

件名：コミュニケーション能力の獲得

射手座の下請け業務

師匠の仕事
現在の地上を離れ、未来へ向かう自由な飛行

修得した技術
目標（自己成就）へ向かう力
入念に準備する力

人間にもたらすもの
語学習得の力、自由に歩き回る力
大腿（骨）、狩猟の力

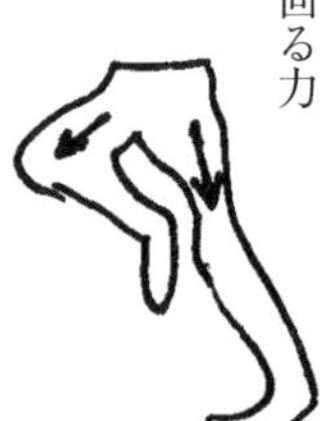

下調べ

ヘモフィルス属のグラム陰性短桿菌。呼吸器等に感染し、b型菌のことをHib（ヒブ）と呼ぶ。名前はインフルエンザだが、インフルエンザの病原体ではない。日本では2013年より定期接種。生後2カ月から計4回接種する。

地（支える）	部位 症状	呼吸の場（肺・皮膚・粘膜） 多くは無症状で保菌
水（育む）	生命 時間	コミュニケーション能力の獲得 生まれてから1歳になるまで
風（形づくる）	破壊 飛躍	飛行に失敗し地に落ちる 横が経を輝かせる
火（真の協力者）	働き 使命	経糸を変容に導く 民族を超えた愛

まとめ

コミュニケーション能力の獲得、民族を超えた関係性の構築をサポートします。

経糸と横糸を紡ぐ

交通網の整備、外国語習得環境の充実で、グローバル化された舞台が用意されている現代。そのおかげで僕らは、共鳴しあう仲間、夢や課題の実現にふさわしい場を選択することができる。言語習得でその民族の文化や背景にあるもの（経糸）とつながり、そこに自分の個性（横糸）を紡ぎ織り上げていける。そのニーズに、Ｈｉｂは全面的にサポートしてくれる。バイ（トリ）リンガル、デュアルライフ（2箇所に生活拠点をもつライフスタイル）が当たり前の時代になったのは、Ｈｉｂのおかげなのだ。

0から1の間

肉体的誕生（0歳）以外に、人生には外の世界、内なる世界とつながる4回の誕生(12-1)があるという。それぞれの誕生（0）から1年間は、コミュニケーションスキルを身につける必要がある。その0から1の間にＨｉｂは働いている。1つの楽器をマスターすることもまた、1つの言語をマスターすることで、音楽は国境や民族を超える。ギターの弦をおさえ、メロディをつま弾く指先、リズムをとる足、そこかしこにＨｉｂのサポートがある。外国語で会話ができた時、バンドメンバーと絶妙のハーモニーを奏でられた時、その渦の中でＨｉｂは心から喜んでいる。

13

B型肝炎ウィルス
射手座G,K／木星0

宛先：くじけても立ち上がる君へ

件名：腕のいい大工さん派遣しています。

下調べ

肝炎は、A～G、TT型の8種類。B、C型が慢性化して肝臓癌になることがある。母子感染しキャリア化(13-1)することもある。セロコンバージョン(13-2)は忍者の「変身の術」のよう。0歳のうちに3回接種（0歳2カ月、4カ月、8カ月）が必要。Q＆A(13-3)

射手座の下請け業務

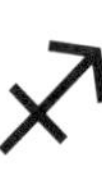

師匠の仕事
最高次の責任を準備する
境界を横断する

修得した技術
火を放出し光の中を進む
大腿の力（足場を外さない）

人間にもたらすもの
叡智・精神力（パイロットの資質）
肺（呼吸）と肝臓（血液）の結びつき

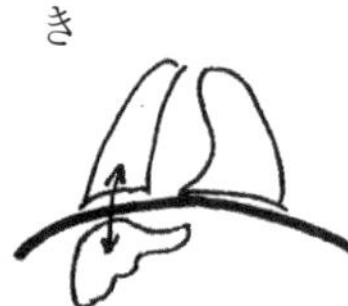

地（支える）	部位 症状	肝臓 無症状
水（育む）	生命 時間	驚異的回復力 身についたらほぼ一生
風（形づくる）	破壊 飛躍	肝硬変から肝臓癌へ 技量の驚異的伸び
火（真の協力者）	働き 使命	落ち込んでも立ち直る力 他人と違う観点・行動

まとめ

B型肝炎ウィルスは、精神的建て直しに C型肝炎ウィルスは、肉体的建て直しに働いてくれる腕のいい大工さん。

自分が肝臓の中を歩き回れるサイズの小人になっていた。この日、正多面体のワークショップに参加していて、僕ら4人が力を合わせてつくった切頂20面体(13-4)は、肝臓の細胞形態や肝臓がつくるタンパク質の形態に深く関わっていたのだ。

インタビューの光景

令和元年10月、風の台風（17号）の後にやってきた水の台風（19号）で、関東地方は水浸しになった。台風一過の3日後、立川駅で3人の美魔女と合流して、僕は小淵沢へ向かった。しかし道路は渋滞、その日のうちに着けず、やむなく途中の相模川沿いの釣り宿に泊まった。深夜までの女子トークの翌朝、バルコニーで濁流の轟音を聴きながら、川面を見つめていると、B型肝炎ウィルスさんは、僕の視線が捉えているものが門脈で、その先に肝臓があることを教えてくれた。あまりにも自然で突然な出会いで、挨拶も忘れ夢中でお話を聴いていた。肝臓は水の臓器とも呼ばれ、水浸しになった時、僕がこちら側に来やすいと思っての配慮で、車の渋滞で、時間と空間の調節をしてくれたのだ。さらにいつの間にか、

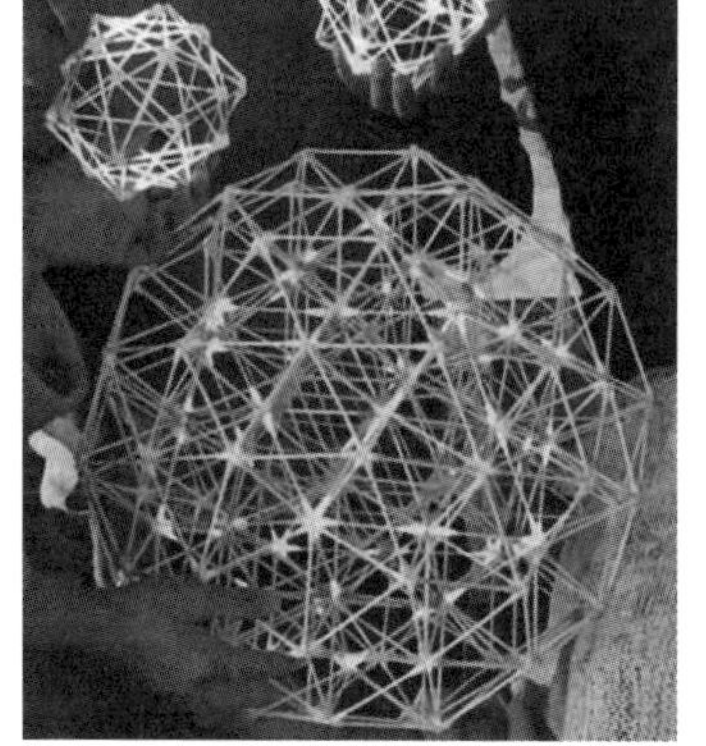

14

ポリオ・ウィルス（小児麻痺／急性灰白髄炎）

山羊座L／土星U

宛先：学びを深める人たちへ
件名：環境への敬意と供犠

山羊座の下請け業務

師匠の仕事
射手座の矢を受け取る。クリスマスの内なる光を輝かせる

修得した技術
かつて学んだものを7段階で発達させる

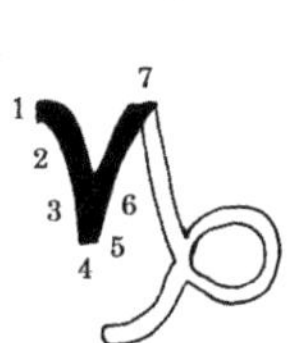

人間にもたらすもの
時間・空間を超えたエネルギーの分配

灰白質
白質
脊髄前角
神経
右
左

下調べ

ポリオは、手足が急に麻痺する小児の病気。エンテロウイルス属。感染してもほぼ無症状で、0.1％に弛緩性麻痺。

地 （支える）	部位 症状	手足・髄膜／大腸・肺 手足の弛緩性麻痺／無菌性髄膜炎
水 （育む）	生命 時間	大地の浄化　（大地・手足関連） 潜伏期間15日、人生の前半と後半
風 （形づくる）	破壊 飛躍	脊髄・神経への感染、破壊 火に飛び込むウサギ (14-1)
火 （真の協力者）	働き 使命	供犠の実践 環境への日覚めといたわり

まとめ

時空を超えたエネルギーの配分。

症例に学ぶ

6歳の時のポリオで右足麻痺が残ったPさん（女性、昭和29年生）は、成人して花粉症になった。50歳の時、肩こりと右足に効く漢方薬で花粉症は劇的に改善。その後、大腸癌がみつかるも難手術を経て奇跡的に治癒した。一見無関係に見える3つの疾患は、奥で繋がっている。命に関わる病気には、時間と空間の治癒システムが働く。向き合う年齢（6＋57＝63歳[14-3]）と臓器関連性（足ー大腸ー肺ー鼻）が治癒の三角形をつくる。ポリオや癌で死なないよう花粉症は働き、治癒のエネルギー配分をしていたのだ。

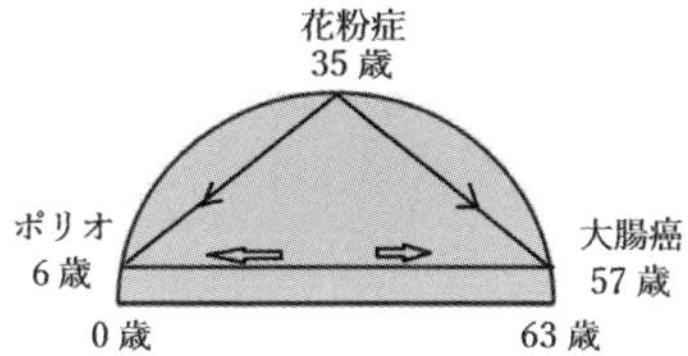

花粉症
35歳
ポリオ
6歳
大腸癌
57歳
0歳
63歳

図14 治癒の三角形

歴史に学ぶ

ポリオは、昭和20〜30年代の日本で大流行。中野区の母たちが国を動かし、ワクチンをもつソ連から緊急輸入が実現。接種後、瞬く間にポリオは下火になった[14-2]。60年後の日本「ポリオって何？」「そんなワクチンしなくてもよくない？」という会話は、昔の母たちに横っ面をひっぱたかれる。歴史から学ばないと痛い目に合う。戦争の空爆によって鉛の弾は地上を汚染した。大量の鉛は、神経に危険な毒。大地と繋がりの強い肺や手足が、結核・ポリオという形で浄化した。当時の子どもたちの手足の供犠によって戦後復興は支えられたのだ。

15 破傷風菌

山羊座L／土星U

宛先：伝統を引き継ぐ人たちへ
件名：約束（天命）を果たすためのブレイクスルー

山羊座の下請け業務

師匠の仕事
遥かに離れた過去へ、
時空を超えたまなざしを向ける

修得した技術
12方向からの協力で形をつくりあげる

人間にもたらすもの
（第3の）目を開くよう
釘を刺す（約束を思い出させる）

1 2 3 4 5 6 7 8 9 10 11 12

下調べ

破傷風は菌毒素による強直性痙攣が特徴。菌は芽胞の形で土壌中にいて傷口から侵入。局所（痙笑・開口障害）から全身（呼吸困難・後弓反張）へ移行、窒息死することもある。95％以上が30才以上。ベーリングと北里柴三郎によって純粋培養された。

地 （支える）	部位 症状	手足、呼吸器、神経・筋肉 開口障害、痙攣、呼吸困難
水 （育む）	生命 時間	伝統を継承する 潜伏期間3～21日、3～6歳
風 （形づくる）	破壊 飛躍	釘を刺される、約束を破る恐れ 芸事のさらなる発展
火 （真の協力者）	働き 使命	秘伝を守る 天命を地上で果たす

まとめ

天命を地上で果たすためのブレイクスルー。

守破離

破傷風は「傷に風（情報）を入れ破る」と読める(15-1)。歌舞伎や華道など伝統芸能の世界に残る「守破離」という言葉。受け継がれたものを守り、それを打ち破り、革新を繰り返すことで伝統芸は発展する。破傷風菌は、「守」から「離」へ向かう「破」を実現するサポート。走破・踏破の「破」は「やり遂げる」の意。

守：秘密を守る、口を開かない
破：ブレイクスルーする
離：地上を離れ、新たな生を得る

経糸の形成

破傷風のレメディ、ハイペリカム（セントジョーンズワート／聖ヨハネの草／弟切草(15-2)）。ハーブ療法では、他の薬との飲み合わせ禁のものが多い（反応を弱めたり妨害する）。この作用は、横糸より経糸重視の特徴。破傷風菌は、人−人感染（横糸）せず、「天命／天との約束（経糸）」を地上で紡ぐためのサポート。

秘伝を受け取る相応しい年齢があり、歌舞伎役者やプロの音楽家になるには、開始年齢が大事。目や消化器系（乙女座）を駆使し、筋肉・肝臓を通じて、必要なシステムをつくりあげる際、経糸形成に破傷風菌は働く。それが叶わず、身体症状として吐き出す時も、命を奪わぬよう細心の配慮は働いている。

16 麻疹〈はしか〉ウイルス
水瓶座M／火星E

宛先：9歳の君へ
件名：不可能を可能に変える魔法

下調べ

二峰性の熱、カタル症状（結膜充血・眼脂）、全身の発疹（斑丘疹）後治癒する。罹患後平均7年を経て発症する亜急性硬化性全脳炎(subacute sclerosing panencephalitis: SSPE(16-1)）がある。風疹と混合のワクチンを1歳、6歳で定期接種(16-2)。

水瓶座の下請け業務

♒

師匠の仕事
上を3つ開き、
下を2つ開いて上に閉じる
上と下の関係性を築く

修得した技術
高次の従順・傾聴
「観る」から「聴く」への目覚め

人間にもたらすもの
脛骨・腓骨、ふくらはぎ
↓足を内外に向ける自由

地 （支える）	部位 症状	気道・皮膚・粘膜・脳 発熱・発疹・舌のコプリック斑
水 （育む）	生命 時間	克服不能を克服可能に転換する 潜伏期(10～12日)、カタル期(2～4日)、発疹期(3～5日)、回復期、0～3歳、6～10歳
風 （形づくる）	破壊 飛躍	無関心、無視 殻を破り活躍の舞台へ
火 （真の協力者）	働き 使命	興味をもち愛する 支えられ支える喜びの体験

まとめ

神聖なる変容、関心~愛の実現。

　小児白血病はかつて不治の病だったが、奇跡的に自然治癒した子どもたちもいた。その子たちの共通点は全員麻疹に罹っていたこと（ドイツの小児癌専門医師の報告）。「白血病は無理だけど、麻疹なら頑張れるよ。」という子どもたちの声が聴こえてくる。麻疹は「克服不能を克服可能に変えてくれる魔法」で、家族にとって幸せの運び手だったのだ。小児白血病が化学療法で治癒するようになった現代でも、麻疹は役目を終えてはいない。

「愛の反対は無関心」と言うマザー・テレサの有名な言葉。無関心がはびこる時代に用意されたのは、「神聖なる変容の力」で、植物では〝大麻[16-3]〟、ウィルスでは麻疹がその役割を担っている。一度下がってまた上がる熱（二峰性）、赤い発疹、白い斑点（舌）にその力の片鱗がみてとれる。7日間に起こるドラマ（上の波）は、7年後に（限られた人にだけ）起きる脳炎（SSPE）によって支えられ（下の波）、この2つの波の関係性の中に麻疹の本質[16-4]がある。9歳でこの地上、人間社会に関心をもってデビューするのに欠かせない働きなのだ。

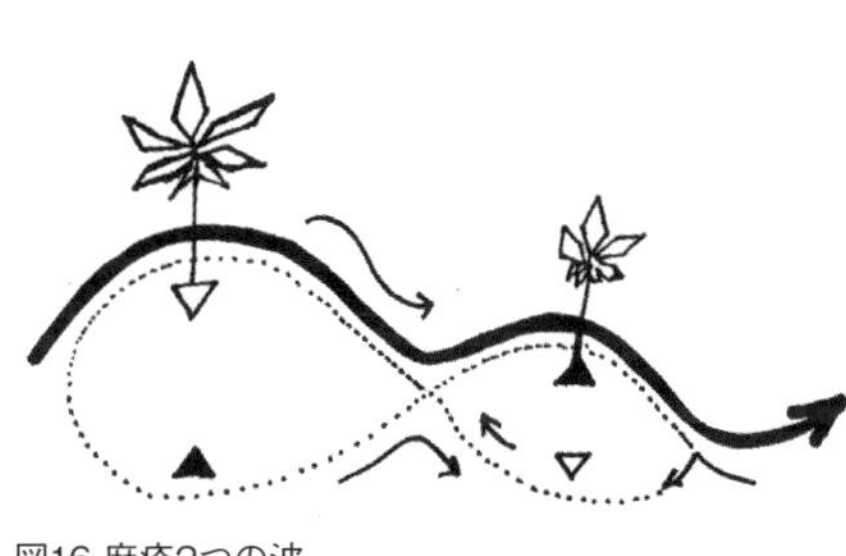
図16 麻疹2つの波

17 風疹〈三日はしか〉ウィルス 水瓶座M／水星ー

宛先：14歳を迎えるあなたへ
件名：人生の坂を軽やかに乗り切る

下調べ

麻疹より感染力や症状は弱く、「三日ばしか」として知られる。妊娠初期に妊婦が感染した場合、先天性風疹症候群が問題となる。トガウィルス科、一本鎖RNAウィルス。正十二面体のカプシド構造を有する。

水瓶座の下請け業務

師匠の仕事
「道・真理・命(17-1)」を直接真似る。

修得した技術
師（上）の行為を真似る

人間にもたらすもの
沈黙の力、瞑想する力

地（支える）	部位 症状	肺・皮膚・横隔膜 発熱・発疹・リンパ節腫脹・無症候
水（育む）	生命 時間	海から陸へ、水と風の分離 潜伏期間2−3週間、発熱3日。
風（形づくる）	破壊 飛躍	奇形児（先天性風疹症候群） ドラマチックな変容
火（真の協力者）	働き 使命	困難を軽やかに乗り切る より深い内面の探求

まとめ

Ｌｉｇｈｔ（軽さ・光）を風と共に運ぶ。

軽やかに人生の坂を越えていけるのだ。

奇形の本質

風疹の特徴は、妊娠初期の妊婦が罹患すると、奇形児の生まれる確率が高くなること。障がいや奇形のもつ意味を理解することが大切で、奇形には「古代のかたち[17-2]」が隠されていることを、三木成夫[17-3]は見抜いている。人間の顔貌は、妊娠32～38日の7日間に、魚類～両生類～爬虫類～哺乳類へと劇的に変化し、38億年の進化の歴史を再現する。陸に上がらず、海に戻った魂は、魚のかたちを心臓や肺に残し、健常児を支える役目を負った。「奇とは、凡人の価値観を超絶したものに与えられる形容である。」という三木の言葉が印象的。

14歳は、男女とも生殖能力の完成する年。身体的成長力が思考力に変わり、思春期に突入すると、様々な困難さにも直面する。重さを背負った魂たちの支えで、Ｌｉｇｈｔ（軽さ・光）を手に、風に乗り、

表17 麻疹と風疹の比較

	麻　疹	風　疹
熱型	2峰性の高熱	低く速やかな解熱
発疹	粒が大きく癒合性あり	粒が小さく散発
変容	無関心～関心～愛へ	成長力（身体から思考へ）
時期	9歳	14歳
四大	火（熱）	風（光）

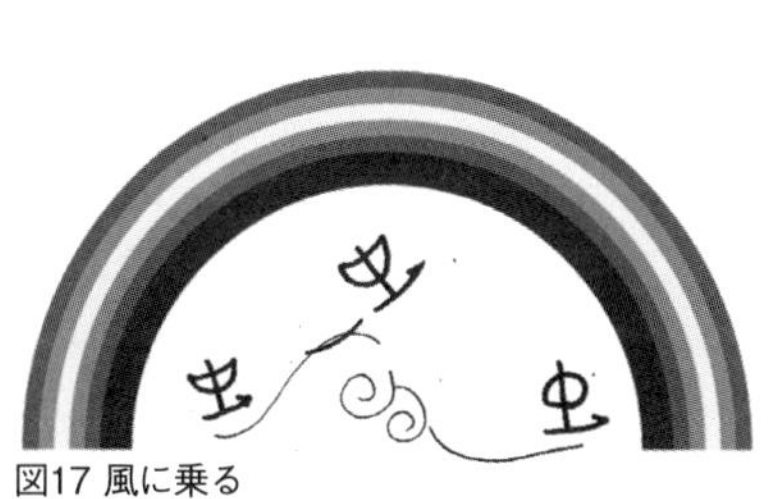

図17 風に乗る

18

髄膜炎菌

水瓶座M／土星U

宛先：地上へ降り立つことに躊躇するあなたへ

件名：炙って味見する

水瓶座の下請け業務

♒

師匠の仕事

２つの境をつくる。

魚座への橋渡し。理念を形にする

修得した技術

対称性、三層構造をつくる

人間にもたらすもの

吟味する力

下調べ

ナイセリア属グラム陰性の双球菌。人の鼻腔や上咽頭からのみ分離（人以外の自然界では生存できない）。現在ほぼ感染流行は無い。５度以下の低温で死滅する。専門家は、このワクチンをあまり勧めない(18-1)。（ＮＩＩＤ国立感染症研究所」ＨＰより）

地 （支える）	部位 症状	髄膜／肺・腸 高熱・頭痛・精神症状・項部硬直
水 （育む）	生命 時間	柔軟でしっかりした覆い 生後6カ月～2歳、青年
風 （形づくる）	破壊 飛躍	過去の記憶 全く新しい人生のスタート
火 （真の協力者）	働き 使命	安全性と心機一転の気分 過去に縛られず自由な道を創造する

まとめ

この地上は生きていくにふさわしいことを確認する味見係。

膜は、外部との単なる遮断ではなく、情報交換機能をもった覆い。髄膜を構成する3つの膜のうち、一番外側の硬膜は過去から携えた記憶を厳重に覆い、必要以外のものは反映しないよう働く。一方、今世で自由にものを考え、行動し記憶した全ての情報は、軟膜の天井内側に描きこまれ保管される。真ん中のクモ膜は、両者がいたずらに交わらないよう、適度に情報交換できるよう、計られている。髄膜炎を起こすのは、この絶妙なバランスを壊してやり直す方がいいという意志が働いた時。それは、過去（硬膜側）が主体ではなく、地上滞在期間が短くても、今世（軟膜側）での決断によるもの。この世は自分が生きていくにふさわしいか、味わう価値があるか、火で炙って[18-2]試食する時、髄膜炎菌は炙り加減を調整してくれる。

髄膜の音楽

(1)ショパンのノクターン第2番変ホ長調：髄膜が美しい水布で織り上げられたことがわかる。

(2)ベートーベン ピアノソナタ第14番 嬰ハ短調：脳の海に小舟を漕ぎ出し、湖面と月が一体になる。地上へ降りる意志を確認できる。

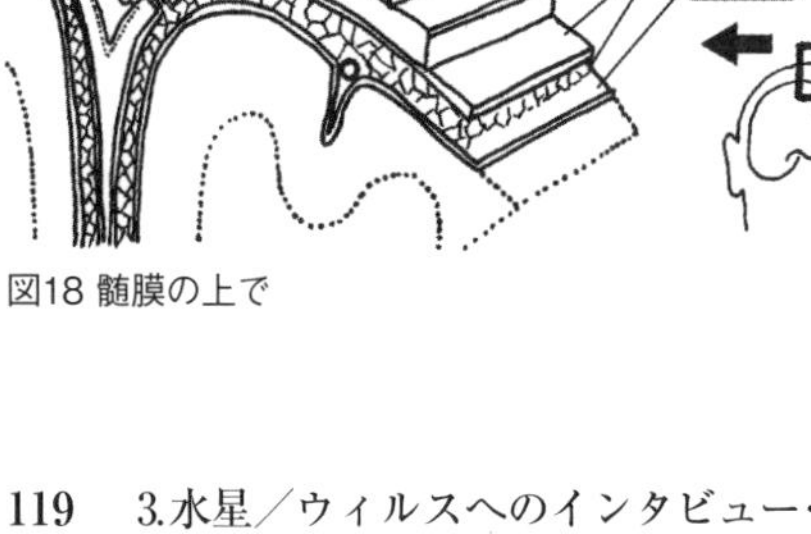

図18 髄膜の上で

19-1

アデノウィルス

水瓶座M／木星O／乙女座B,P （19-1-1）

宛先：夢を追いかける少年少女へ

件名：お宝アイテムは自分で磨く

水瓶座・乙女座の下請け業務

師匠の仕事

共鳴的上昇 ♒ 共感への成熟 ♍

修得した技術

自由意志からの模倣　大地に根差す力

人間にもたらすもの

実践的自己発展　理解し消化する力

嗅覚　視覚

下調べ

「風邪症候群」の主要病原ウィルスの一つ。51種類の血清型と52型以降の遺伝型があり、A～Gの7種に分類。プール熱（咽頭結膜熱（19-1-2）／3型）、はやり目（流行性角結膜炎／8型）など。DNAウィルスで、表面に12本の突起をもつ正20面体の球形粒子。

地（支える）	部位 症状	呼吸器・咽頭・目・腸／肝臓 咽頭炎・結膜炎・高熱
水（育む）	生命 時間	知恵の取り込みと蓄積 潜伏期間5～7日
風（形づくる）	破壊 飛躍	常識的価値観 高みへと駆け上がる
火（真の協力者）	働き 使命	叡智を身につける 個性を磨く

まとめ

賢者の智恵を授けるプレゼンター。

アデノウィルスは、昔から「智恵熱」と呼ばれてきた。熱を出した後、子どもが賢くなることに大人は気づく。熱で解凍された智恵の多くは、肝臓（叡智・水の臓器）に蓄えられ、目や筋肉を潤す。目やに・充血は、取り込んだ種類と完了の報告だ。

この智恵は「好きになる」「本気スイッチ」「師と出会う」「愛おしく洗う」等々、学力・技術向上、あらゆる分野に役立ち、努力する喜びや物を大事にする能力が結果的に身についていく。

アデノ・コレクター

大好きな野球に打ち込む少し華奢な少年は、このアデノ・アイテムを集めていた。彼の長所（足の速さ・視野の広さ）に磨きがかかり、プロ入り2年目から数々のタイトルを積み重ね、広角打法やレーザービーム(19-1-3)、クレバーな走塁、華麗なグラブさばきがファンを魅了。アイテム数が48となった時、彼は海外に活躍の場を求め、さらなる大成功を収めた。二の腕のユニフォームをかきあげ、バットを垂直に立てる仕草を繰り返す中、残りのレアアイテム３つも手にし、全51アイテムのダウンロード完了。それは奇しくも彼の背番号そのものだった。

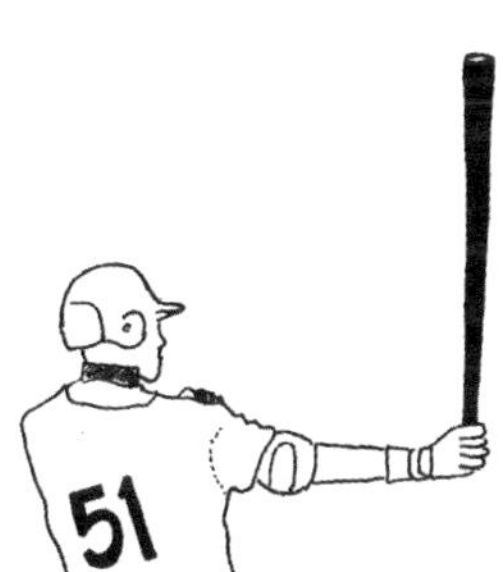

19-2 ヒトパルボ・ウィルス
（リンゴ病・伝染性紅斑）
水瓶座M／土星U／魚座N

宛先：結び目に潤滑油が必要な人へ
件名：パピプペポは空飛ぶ予感

下調べ

両頬が赤くなるので通称リンゴ病と呼ばれる。ヒトパルボ・ウィルスB19による感染症。特に治療法はなく自然治癒する。大人が罹ると関節痛、筋肉痛などリウマチ様症状が出る。

水瓶座・魚座の下請け業務

師匠の仕事

接して与える

♒ 美しいアーチの構築 ♓

修得した技術

M：母なる海の力

B：爆発的に化ける可能性

P：空飛ぶ期待感(19-2-1)

人間にもたらすもの

治癒力

爆発物処理能力

時空を越える機動力

全骨格・足のアーチ

地（支える）	部位 症状	頬・手足・関節／腎臓・肺 両頬の発赤、大人の関節痛
水（育む）	生命 時間	積み上げ前に荷を崩す（重→軽）に変換 5～9歳、0～4歳。潜伏期間10～20日
風（形づくる）	破壊 飛躍	関節・血管周囲の炎症 最良のタイミングであっさり運び伝える
火（真の協力者）	働き 使命	互いが喜ぶ物々交換 世話になった方への恩返し

まとめ

未来の爆発物を軽くする、時空を旅するポストマン。

リンゴ病は、風疹やリウマチ(19-2-2)との関連が臨床現場から報告されている。バイオグラフィー的観点(19-2-3)から見ると、将来起こりうる重篤な疾患を軽くする技が働いているのがわかる。

(1) 5歳が10代を救う

リウマチは、10代後半の凍りつくような体験(親友が自殺した等々)を、40代の自分にクール宅急便で送り、処理を委託することから始まる(19-2-4)。発症すると難治化するため、原因となる「10代のつらい悲しみ」を軽くするため、10歳を迎える前に、肺を強くする(悲しみを克服する)力として、リンゴ病がプレゼントされる。5～9歳での発症が多い理由。

(2) 4歳が胎児の自分を救う

妊娠0～4週の胎児の自分は、未来に起こりうる人生の困難さを、風疹の力を借りて乗り切る(17風疹参照)が、この力を助成するのが、パルボ・ウィルスで、0～4歳で罹る理由。

三分節(頭・胸・腹)で、胸(中央)に当たる頬と関節のうち、より安全な頬へ炎症は移動する。赤い頬は大事な仕事をやり終えた証で、お礼には及ばないという恥じらいでもある。

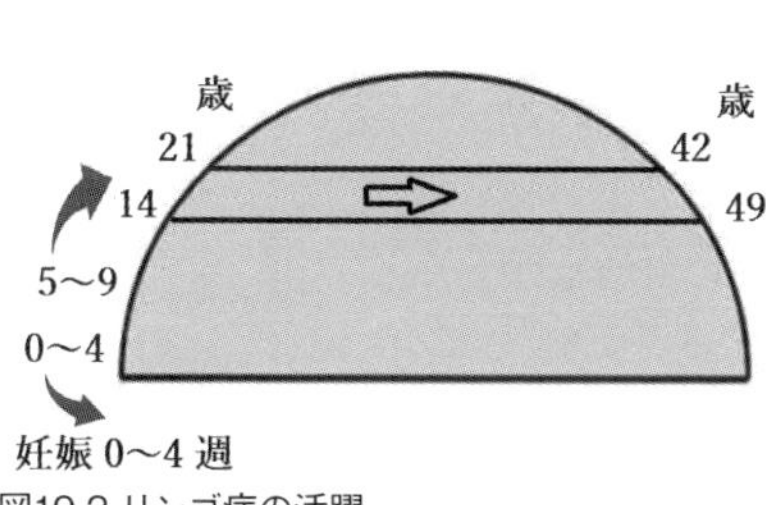

図19-2 リンゴ病の活躍

19-3

手足口病
（エンテロ・コックサッキーウィルス）

水瓶座M／水星I／双子座H

宛先：ハイハイから立ち上がった君へ

件名：手と足と口を上手に使えるように

下調べ

ピコナウィルス科エンテロウィルス属の、コクサッキーA16（CA16）、CA6、エンテロウィルス71（EV71）などが原因ウィルスとされている。夏季に流行が見られ、2歳以下が半数を占める。

地（支える）	部位 症状	手のひら、足の裏、口の中 手足口に赤い小さなブツブツ
水（育む）	生命 時間	手・足・口に能力を注ぐ 1～4歳（立って歩けてから）
風（形づくる）	破壊 飛躍	ハイハイ、幼児言葉、動物性 超絶技巧への最初の階段
火（真の協力者）	働き 使命	世界に違いを生み出す かけがえのない個性

水瓶座・双子座の下請け業務

師匠の仕事

♒ 模倣の力　聴く力

♊ 両手の形態をつくる

修得した技術

言葉を操る力

指の間に能力を蓄える力

人間にもたらすもの

脛骨・腓骨

両腕・手

まとめ

指の隙間や空間で働くマーキュリー(19-3-1)。

人の手足の骨は、先端に向かって1、2、3、4、5本（図19-3）。人間の手が5本なのは生まれる前に切れ目をつくってもらったから。5までが天の仕事、6から先は地上で学んでいく。ハイハイは、手・足・口が大地の方を向いている。立ち上がり、手が自由になると、ものをつかみ、箸を持ち、文字が書けるようになって、その能力は指の隙間に蓄えられていく。「自分のことはもうじきできるよ」（6の段階）という祝福のレポートが、手・足・口にブツブツとなって送られてくる。やがてその手は社会に働く（他を楽に）7の段階を経て、1次元上の自分、8（オクターブ）の地平に到達する。大人がかかる掌蹠膿疱症も、手足に水泡・膿疱が出る(19-3-2)。就職3年目、大きく能力を伸ばす時に届くプレゼントで、その後みるみるうちに腕を上げていく。従来の「手のひら、足の裏、口の中（CA16）」に対し、最近「腕、脛、口周囲（EV71）」に出ることも多い。人類がまだ見ぬ未来の職業基盤を、子どもたちはその手に受け取り始めている。

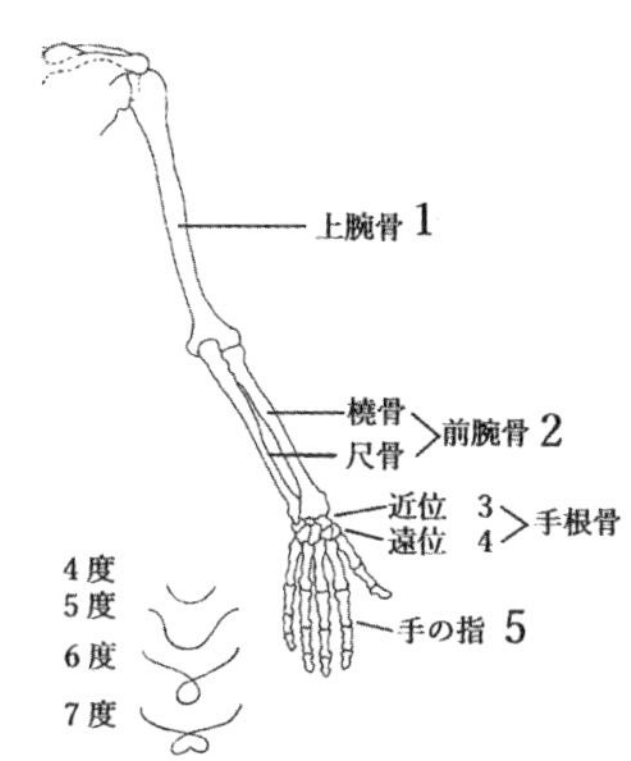

図19-3 腕手の骨のリズム

20-1

天然痘・ウィルス（smallpox／痘瘡(20-1-1)）
魚座N／月E－／牡牛座R

宛先：利他に目覚めるあなたに
件名：牛に聴く天然痘の秘密

魚座・牡牛座の下請け業務

師匠の仕事
獣帯の包括
13番目を準備する

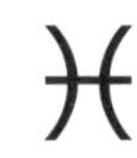

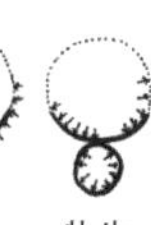

外・内の反転

修得した技術
生死の門の行き来

螺旋の消化（昇華）

人間にもたらすもの
小腸粘膜での働き
意識の変容

利己から利他への変換

下調べ

天然痘は世界的な流行病として多くの死者を出してきた(20-1-2)。１９６７年に開始された本格的な撲滅キャンペーン(20-1-3)により、毎年二億五千万人にワクチンが接種され、１９８０年、ＷＨＯは天然痘の撲滅を宣言し、種痘の廃止を各国に勧告した。

地（支える）	部位 症状	リンパ節・皮膚・呼吸器 高熱、全身の膿疱
水（育む）	生命 時間	消化し深く理解する力 潜伏期間12日
風（形づくる）	破壊 飛躍	致死率50%、あばた 利他の目覚め
火（真の協力者）	働き 使命	自我の成熟をサポート 利己⇔利他の螺旋

まとめ

利己・利他の常音核融合。

「人間は、植物のように自らエネルギーをつくり出せず、他の命を（魚も野菜も）奪って生きている。他の命を自らの命にしてしまう小腸という最も利己的な臓器をもつが故に、人は利他に生きることができる。」この言葉は衝撃だった。そして「利己主義の蔓延する時代に、人類にプレゼントされたのが天然痘である(20-1-4)」という言葉も。

牛・腸・螺旋

草を食み消化する最も優れた腸をもつ牛は、人間に様々な恩恵（肉・乳・糞堆肥）を与えてくれる。腸は螺旋を描き、外を内（他を己）に反転させる。螺旋を描き、胎道を通ってこの世にやってきた人間は、まず利己に生き、利他への変換を人生で学ぶ。そのサポートに天然痘ウィルスの存在意義がある。牛がかかる天然痘（牛痘）にかかると軽く済むことを応用し、人への種痘法(20-1-5)をジェンナーが確立したが（1798年）、人間界で利他的であっても、動物や微生物を含めた地上の全生命には及んでおらず、利己主義の延長に過ぎなかったとも言える。

言葉をもつ人間が、言葉の前段階である音（音楽）の領域で、全生命的融合を果たし、人間の心臓が地球の核と共鳴融合する「常音核融合(20-1-6)」（ギプの造語）まで行きつき、天然痘の螺旋の極みにたどり着く。

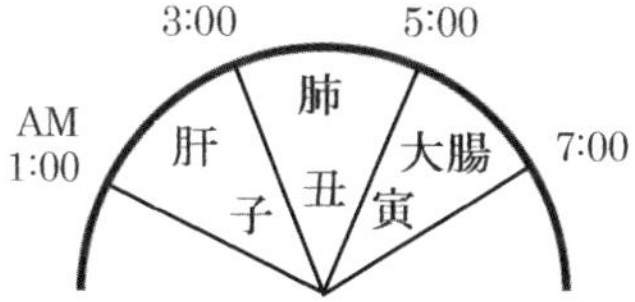

子：ネズミ／ペスト
丑：ウシ／天然痘
丑三つ時（2：30〜3：00）に目覚め、座敷童になった僕はネズミとウシにペストと天然痘の秘密を聴きに行った。

20-2

ペスト菌

魚座N／木星0／双子座H

宛先：誠実に生きることを学ぶあなたへ

件名：ネズミに聴くペストの秘密

魚座・双子座の下請け業務

師匠の仕事

7要素（空間）の創作

♓ 1 5 2 6 3 7 4

時間からの自立

♊

修得した技術

時計回り・反時計回り

持続力・

敵に立ち向かう力

人間にもたらすもの

沈黙

誠実

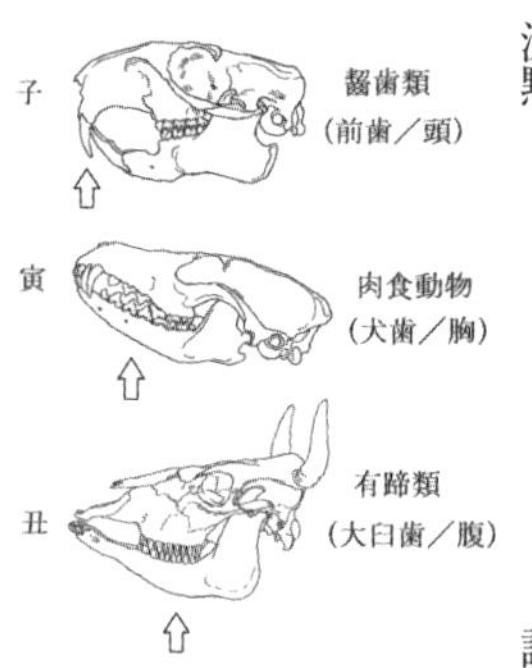

図20-2-1
頭蓋骨と歯[20-2-2]

下調べ

ペスト菌は、ネズミ・リスなど齧歯類の伝染病の原因菌。ノミが媒介し、人に感染。腺・敗血症・肺ペストがあり、いずれもほとんど死亡し「黒死病[20-2-1]」と恐れられた。現在ではニューキノロン系抗菌薬が優れた効力をもち（後遺症も残らない）、過去の病気とされている。

地 （支える）	部位 症状	腺・肺・血液／神経・造血組織 意識混濁、敗血症、出血性肺炎
水 （育む）	生命 時間	時間の内包 潜伏期0 ～ 7日、7日以内の死
風 （形づくる）	破壊 飛躍	時間を奪う 時間の超越
火 （真の協力者）	働き 使命	根源への目覚め 生命愛に基づく行為

まとめ

不条理(20-2-3)の中で時間・空間に向き合う。

…ペストがわが市民に最初にもたらしたものは、追放状態だった。「自らの現在に苛立ち、過去に敵対し、未来を奪われた」時間の監獄の囚人(20-2-4)となってしまう。（中略）世界に存在する悪は、ほとんど常に無知に由来するものであり、善意も明晰な理解がなければ、悪意と同じだけの害をなすことがあり得るのだ(20-2-5)。…小説『ペスト(20-2-6)』（アルベール・カミュ）より

哲学者内田樹（たつる）は、ペストの本質を「自分が善であることを疑わず、自分の外側に悪の存在を想定して、その悪と戦うことが自分の存在を正当化するという思考のパターンが〝ペスト〟なのだ。」と述べている(20-2-7)。小説の登場人物、医師リウーの「ペストと戦う唯一の方法は誠実さです。」という言葉や、タルーが殺人や死刑制度に言及し語る「絶対に自分は殺される者たちの側に立つ」という言葉が響く。しかし、あえて僕がもう一言添えるならば、「抗菌薬によって殺される細菌やウィルスの側にも立って欲しい」ということだ。ネズミや牛が関わった過去の病は、未だに僕たちが学ぶべきものを語り続けている。

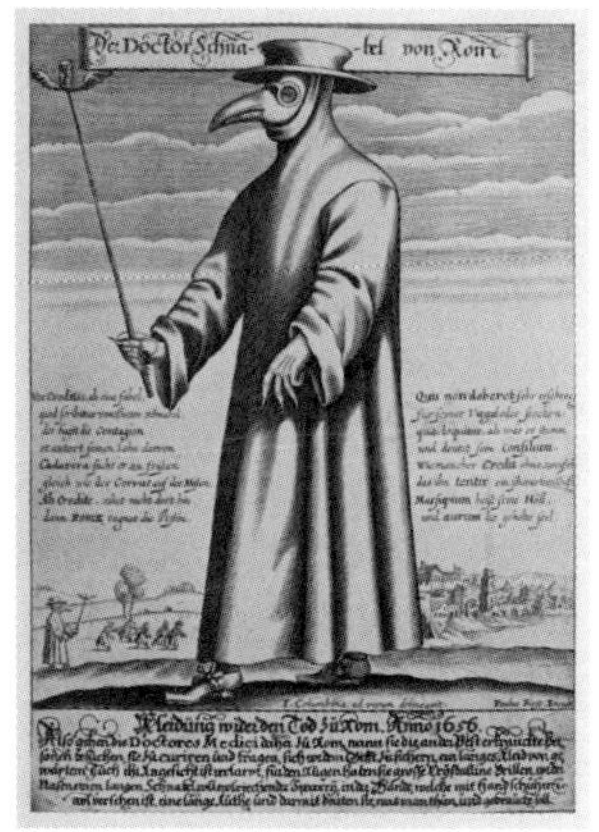

図20-2-2 医師
シュナーベル・フォン・ローム(20-2-8)

21 AIDS（HIV・ウィルス）

（Acquired Immuno Deficiency Syndrome／後天性免疫不全症候群）
（HIV;human immunodeficiency virus／ヒト免疫不全ウィルス）

宛先：人間へ

件名：男女を超えて未来の人類に続く道

下調べ

AIDSは、HIV感染による免疫不全により日和見感染症や悪性腫瘍を引き起こす病態。早期の服薬治療で通常生活が可能となったが、世界の感染者3670万人、年間180万人の新規感染、100万人の死亡（2016年現在）があり、人類が直面する最も深刻な感染症の一つ。

下請け業務

師匠の仕事

修得した技術

人間にもたらすもの

地（支える）	部位 症状	全身／血液 免疫不全〜日和見感染症・悪性腫瘍
水（育む）	生命 時間	未
風（形づくる）	破壊 飛躍	未
火（真の協力者）	働き 使命	未

まとめ

プロのインタビュアー(21-1)は、本人が話しやすい状況をつくり、聴衆が聞きたい核心をきちんと提供してくれる。その裏には、尊敬、理解、入念な下準備がある。僕はウィルスさんにこれまで何とかインタビューしてきたけれど、パピローマさん（母と祖母が代わってくれた）とＨＩＶウィルスさんのインタビューには至らなかった。まだ未熟だということを自覚しているし、いつか招待されるよう経験を積んでいこうと思っている。

今、おぼろげに感じているのは、ＬＧＢＴ(21-2)の方々と、ＨＩＶウィルスさんたちは、未来の進化した人間誕生に尽力しているだろうということ。未来人間は、現在の男女の生殖行為ではなく、喉を通して生まれてくると僕は直観している。でも、この仮説に拘泥せず、自分の知覚を通じてこれから受け取る情報を、しっかり観察・思考していこうと思っている。

ゲイであり、エイズに罹患していることを告白し、その翌日45歳の生涯を閉じたフレディ・マーキュリー(21-3)。ボヘミアン・ラプソディーの詩に込められた思いに圧倒される。男女である前に一人の人間であることは紛れもない事実。人間の進化の方向を、それぞれの生き様を通して見つめること、それが今僕にできる大事な準備だと思っている。

4. 月

うつす

1. 部活レポート

僕らの放課後の部活動をご紹介します。

落語・漫才部（笑いを写す）

顧問は、もちろん現国のE先生（大学時代、落研で活躍）。最近、生徒の要望で、漫才も研究対象になった。M1グランプリ2019で1位と3位になった2つのコンビの物まねが秀逸だった。

パコペ

本家は、パとペを入れ替えたコンビ。彼らの漫才は、「否定しない、どつかない、優しいツッコミ」で、「新しい！」とプロの評価も高く、女性ファンもたくさん獲得した。

（**ボ**：ボケ　**ツ**：ツッコミ）

ボ「大人はひどいことばかりするよな！」

ツ「悪い大人も昔はみんな良い子だった。」

ボ「あ～イラつく、もう我慢できない！」

ツ「怒ろうと思ったら明日まで待とう。夜のうちに賢くなるかもしれない。」

日めくりカレンダーの新しい格言にもなりそうなフレーズばかり。時代のニーズに合致してると思う。国が悪い、○○が悪いとか、人や何かのせいにしないで、まず赦すことから始めて、良いところや可能性を探し出す。「時を戻そう」と一呼吸おくことで「時を進める」未来的漫才だ。

母乳ボーイ

本家は、牛乳少年の英語名。M1史上最高得点を叩き出したコンビで、このコンビのコピーにも、笑いの神様が降臨していた。きっと認知症の始まった母をいたわる優しさが、魂を揺さぶるベースだったのだろう。

ボ「うちのおかんが、赤ちゃんの栄養になるものの名前を忘れてしまったって言うねんけどな。」

ツ「じゃ、その特徴を教えてよ。一緒に考えてあげるから。」

ボ「何でも白い液体やって言うんだけどな。」

ツ「そんなもん、母乳に決まってるがな。」

ボ「俺もそう思ったんやけど、時々冷たくなることもあるって言うし。」

ツ「じゃ、母乳と違うか〜。ミルクは冷蔵庫で冷やして飲むのが美味しいけど、母の胸は冷蔵庫で冷やせへんもんな〜。」

「吸い口が2つあって迷う」のは「双子のため」とか、「乳母」を「ウーバー・イーツ[1-2]の語源」というのもドカンドカンと受けていた。母乳のイメージをホワイトボードに白いマジックで描いて「見えへんがな」と笑いをとると、すかさず「何も見えへんのに、赤ちゃんを守る免疫力が詰まってる」と続けたところには、笑いながら、母乳の偉大さに納得してしまった。

オイリュトミー部（天の動きを移す）

顧問のキャサリン先生に初めて会った時、浅葱色の衣装がキラキラ輝いていて、この人は天女だなと思った。彼女は後ろを向いている時でも、僕の手足の先から出ている見えない光のエネルギーを正確に捉えている。どう動けばきちんと向こう側まで光を届けられるのか、動きのお手本を見せて教えてくれる。とにかく彼女の動きは、別次元の豊かさの中を泳いでいて、憧れや尊敬の気持ちが自然に沸き上がってくる。

手足のM

僕は手と足を同時に秩序だって動かすことが苦手なことを知った。手足のMの動き（足を上げる・運ぶ・下ろすのリズムで5歩前に進む間に、両手は交互に上下一往復する）を教えてもらって、毎朝練習した。段々できるようになった時、この動きは、クルーズ船や屋形舟（コロナウィルスの感染で有名になった）に乗っている感じだと気づいた。さらに指導が進み、練習を重ねたある日、お客さんとしてではなく、舟頭として舟を動かす側になり、櫓を操る手に足が連動して、自分の意識が足の先から水の中まで届くようになった。すると、魚やプランクトンが海や川の中で、リサイクルや浄化、ポテンタイズ[1-3]、温度調整（氷河期が来ないよう）等々、大切な仕事をしていることを感じ始めた。そして、船に乗り合わせた人たちの感染の主因は物理的接触で「移った」のではなく、水の上で母なる生命力を受け取り、「真似て生み出した」のであって、一見感染拡大に働いたように見えたけれど、実は感染収束に働いたのではないかと思うようになった。インフルエンザのもつFの働き（燃やし尽くして止める[1-4]）をMは継続している！　いわば水の中に働く火だ。そう考えると、コロナ肺炎で、肺を水浸しにして亡くなられた方々は、舟と同じように感染を止める働きをしてくれたのかもしれない。いつも死者が生者を生かすのだ。日本が世界に比べ、感染者数・死者数が少なかった本当の理由、ファクターXを指摘されるようになったけれど、川や海、水に囲まれた国で、舟（川）と船（海）の協力と、自らを舟にした人たちの働きが、その一因だろう。培養船とかコロナ患者という汚名を着せられた存在に、ねぎらいのエネルギーをMの動きは送っている。MはMother（母）であり、Meer（ドイツ語で海）なのだ。

コロナのオイリュトミー

東日本大震災の時も、今回のコロナ・パンデミックにおいても、世界中のオイリュトミストたちが、同じ時間に祈りのオイリュトミーを捧げていた。部活に参加している生徒たちも、自主参加していたが、その中に「魂を強める6つの動き」があり、この6つがコロナウィルスの仕事と同じだと僕は気づいた（水星6−2と註(6-2-3)参照）。僕なりの解釈を加えて、覚書として記しておく。

O・R

動き：右足、左足の順で自転車をこぐようなイメージ。しっかり素早く車輪を回す。

（静寂(1-5)）

意味：遠いところ（宇宙）からようこそ。お花畑での歓迎の挨拶。心浮き浮き、地に足はつく。腑に落ちしっかり消化する。敵対から歓迎へ。浮き足立つ不安を安心へ。「**準備**」

1．肯定（Yes）否定（No）

動き：Yes 左足を外側から半円を描くように強く1歩前へ。
　　No 右足で半円を描いて強く1歩後ろへ。（セットで10回）

（静寂）

意味：Yes は長所、No は短所。長所を伸ばせば、短所も伸びる。互いが役目を果たし、ふさわしい位置へバランス良く収まる。

動き：【共感】右足を真っ直ぐ一歩前へ、そっと下ろす。

【反感】右足を真っ直ぐ一歩後ろへ、そっと下ろす。（セットで10回）

2．共感・反感

（静寂）

意味：大切なものを受け取るには、反感の力が必要。反感は過去からの叡智を受け止める（反抗期等）。共感は未来へ私たちの得た体験を贈る。二分極された考え方・人々、どちらの側からもそれぞれの役目を全うできるよう力づける。どちらも前へ進むのに大切な力へと変容できるように。「**決意**」

3．愛のE

動き：両腕を水平に伸ばし、少しずつ体の中心に近づけるイメージで、瞬時に胸の前でクロスさせる。（10回）

（静寂）

意味：遠くにある光の粒を私の胸の中心に集める。私が関わった全ての人たちにかけた言葉（良きもの、傷つけたもの）を呼び戻す。拡散し行き場を探すウィルスたちを歓迎する。「**協働**」

【空間】左手（西）、右手（東）の先を、地域・国・世界・宇宙へと伸ばす。

【時間】左手（過去）、右手（未来）の先を、1日、1週間、1か月、1年、生まれた（死んだ）時・生まれる前（死んだ後）、はるかな過去・未来へと意識を広げる。

4．希望のU

動き：両足を左右肩幅に開き、両手をお皿にして左右に開く。両手を外側から頭の上まで押し上げ、同時に足を閉じ、つま先をそろえる。両手の指先を地面に向けて、ゆっくり力強く、顔の前を通って貫く。手の甲はくっつかないよう、距離を保ち、息を吐き切る。2秒静止。

（静寂）

意味：お皿に載せるのは対極にあるもの（Yes, no、善と悪、計れるもの・計れないもの等々）。頭の上で、天に輝く星々を全部集めて体の中を通す（P42金星／冬の景色）。星屑が体から地中深く浸透し、静止の余韻後、再び地中から宇宙へと戻っていくのを感じる（夏の景色）。両手を左右に開いて頭上まで移動するのは、春の景色だ。「**道**」

5．畏敬のＡＨ（アーハ）

動き：両手を胸の前やや上方に開き、指先は天に（A）。スッと息を吐き、肩の力を抜いて両手を後ろに戻す（H）。

（静寂）

意味：天に地に無数に広がる大いなるもの（上へ）、小さきもの（下へ）、共に学ぶもの（中央へ）全てが偉大な存在であり、自分以外の全ての存在を敬う。肩の力を抜いて私は私の目の前の仕事に取り組みます。「**畏敬**」

6．笑いのＨＡ（ハア）

動き：息を吐きながら両手を上方各所に、ハ、ハ、ハア。手のひらから笑い・喜びを世界に振りまく。

（静寂）

意味：ウィルスさん、また勉強させてください。御元気で。笑ったことで、私の心（臓）はこんなに暖かい。

僕は、否定（No）や反感の時の足を後ろに移動する動きが明らかに下手。中心線から右足がはみ出してよろけることがしばしば。きっと人から否定されることを恐れているのだと思う。でも否定や反感の意味に、動きで気づくと、非常に役立つ。SNSの普及で、顔の見えない誹謗中傷が、自殺者を生み出すほど社会問題になっている。これら6つの動きは、自分の体幹や中心を強め、自己防衛に役立つだけでなく、否定の言葉を発する人たちをも救える力をもっている。

その他の部活（音楽部や美術部等）は、機会をみてまた紹介したい。

2. 通訳

2020年、世界が分断されて鎖国状態になるなんていったい誰が予測しただろう。でも聖書を創世記から丹念に読んでいくと、最後の黙示録に、隣人を殺し合って滅びていく未来が描かれている。ソーシャル・ディスタンスってその日に向かうステップだと言えるのかもしれない。聖書が一つの未来を提示してくれているとしたら、そんな怖い最後より明るい未来を描いてもいいはずで、モチベーションを上げてくれるための神様の配慮かもしれない。

日本も長い鎖国の時代があった。国を外に開く時、通訳が大活躍したはずだ。オランダ語で書かれた解体新書を翻訳する時の苦労をつい最近の日本史の授業で聴いたばかり。ペリーが浦賀にやってきた時も、外国語を話す人間(2-1)が仲介して門戸は徐々に開かれていったのだ。最初は、片言同士の通訳が、お互いの言語だけでなく、文化や歴史を理解するにつれ、言語の壁を乗り越えていったのだろう。

壁・膜・境目・王国

言語・民族という壁以外にもたくさんの壁や境目がある。身体には膜（皮膚や粘膜、心臓を包む心膜、肺の胸膜、細胞膜等々）があり、心臓の中には上下左右を分かつ壁がある。それらはきっと、分け隔てるという役目と共に、情報やエネルギーを必要に応じて交換し交流する働きもあるはずで、壁や境目を作ることは、節度を保つことや、違いの中で発展させるものがあるのだろう。

僕は、ブツブツ独り言を言う癖がいつの間にか身についた。

「膜表面はセンサーであり知覚器官」

「自分に敵意があれば、敵は事前にその敵意をキャッチする」

「善意で迎えれば仲良くなれる」

この独り言は前に読んだ本(2-2)の中に出てくる「幸せの動物園」の園長さんの話を思い出してのこと。南米アマゾンから2ｍの巨大な毒蛇アナコンダが動物園にやって来る時、園長は愛と歓迎の念を送ったのだ。そんな蛇を見たら、普通の人は逃げ出すか、殺そうとするかのどちらかだ。でも人間の想念は、遠いところからでも事前に動物たちには届いてしまう。敵意に対して蛇は敵意で反応せざるを得ないので、ヘビの先制攻撃のように見えるけれど、最初に攻撃を仕掛けているのは人間の方なのだ。だから愛を送ると、最初はドキマギするらしいけれど、園長としっかりハグして信頼関係で結ばれるのだそうだ。

きっとウィルスさんたちに対しても同じことなんだと思う。愛と尊敬の思いをウィルスさんに送ったら世界は変わっていくはずだ。でも武器や抗菌剤を作っている会社には、こういう発想は不都合なんだろうな。

動植鉱物と人間の間にも境目がある。その境目を乗り越えて動植物と会話する人たちは昔から一定数いた。それぞれの世界がキングダム（王国）なので、彼らは通訳であり、外交官という役目だろう。動物と会話するための必要条件はきっと、愛情や信頼。愛は国境を越えるし、大人しい犬たちは人間の悩み事をただひたすらずっと聴いてくれる。時に飼い主が病気になりかけると、身代わりにさえなってくれる。野生で暮らしていれば動物は病気をしない。人間が飼うようになって人間の病気が動物に「移った」。人間は動物たちの供犠に対し責任をもたねばならないのだと思う。

植物と会話する人たちも同じように、愛情や信頼をベースに自分の感覚・知覚を自然の形で差し出している。土・水・光や風と共に畑作業に没頭していると、植物は僕たちが喋る言語で語りかけてくれるようになる。僕たち自身が植物語を学ぶ必要はないのだ。だから僕たち自身の言語や民族がもつ背景を知れば知るほど、同じ科の植物の形や役目の違いにも気づき、会話も弾む。季節や時の流れの質を理解できると、日の出や日の入りの時刻が植物たちとの接点に大切な意味をもっていることがわかる。

鉱物と会話できる人たちはぐっと少なくなる。動植物との会話は、自らの立ち位置を少し彼らの王国よりにして、招待されるのを待つことができれば誰にでも可能だ。何故ならこの地上に「生きているもの（生物）」という同じ質を共有しているからだ。でも鉱物の場合、生物とは違う「非生物」に分類される。生物と非生物の違いは「成長する」ことと「子孫を残す」という2つの性質なのだと、生物の授業で習った。

だから、鉱物の世界に近づくには、「生きている」という性質を差し出さねばならない。それって死ぬこととほぼ一緒で、普通の人には危険だ。でもウィルスは生物と非生物の間に位置しているので、どうしてもウィルスと会話ができるようになりたいと思ったら、鉱物の王国までたどり着かないといけないのだ。「生物」と「非生物」の壁をどうやって乗り越えられるのか?

異世界を旅する

中世の偉大なる錬金術師パラケルススは、鉱物の王国に行き着き、鉱物から宇宙の秘密を聴いた人だ[(2-3)]。南方熊楠[(2-4)]や宮澤賢治もまた、鉱物の世界を見てきた人たち。熊楠の愛した粘菌は、動植鉱物の世界を自由に行き来する生命体だ。雨が降り水を十分受け取ると、植物のように成長開花し、乾燥するとトコトコ歩いて移動し、極寒になれば冬眠して種(鉱物)になる。三つの王国を自由に行き来する存在があって、一つの世界に定住する僕たちは、そこに行き来するプロセスがあることに思い至る。アンモナイトは、今鉱物でも、かつてはオウムガイ(貝の仲間/動物)だった。壁土に利用される珪藻土は、現在鉱物だが、かつて珪藻という植物だった。呼吸する壁と言われるように、植物時代の性質をもち、非生物として働いてくれている。

南方熊楠、宮澤賢治の二人は、名前の頭文字が共にMKで、鎌田東二さんは二人を「横一面男と縦一筋男」と評している[(2-5)]。僕から見ると、二人とも水瓶座のMと射手座のKを駆使して縦横無尽に旅する旅人だ。Mのもつ上下二つの波、下の波への深い洞察と愛情があって、麻疹・風疹の資質を体現しているように思える(水星16、17)。K(射手座)は、弓矢のように空を飛べば銀河鉄道の旅になり、地表を切り裂けば微生物の旅になって、僕らにたくさんの夢を見せてくれる。二人とも言語の壁を軽々と乗り越えている。欧米を旅し、英語論文をいくつも書き、大英博物館から表彰された熊楠、ドイツ語が堪能な賢治、射手座のHib（水星12）を駆使していたからなのだろう。

賢治は異世界へ飛び出していく時、パ行（水星19-2パルボウィルス／註(19-2-1)）や、ドイツ語の単語を軽妙に用いている。

ペムペルが私の右にいる
Der heilige Punkt（聖なる地点）〈小岩井農場〉

さらに、バ行とハ行だけで毘沙門天の秘密（武神の爆発性と繊細さ）を表現してしまう。

あれが毘沙門天王の
珠玉やほこや幢幡(どうばん)(2-6)を納めた
巨きなひとつの宝庫だと
トランスヒマラヤ高原の〈毘沙門天の宝庫〉

圧巻なのは、人間の見た世界と、（天然痘）ウィルス側から見た世界を、縦方向から眺めて描いている詩だ。

日脚の急に伸びる頃
かきねのひばの冴えるころは

ここらの乳色の春の中に
奇怪な紅教が流行する〈春と修羅第2集21 痘瘡〉

おそらく2歳下の妹トシ(2-7)を失ってから、トシの魂と一緒に旅していたのではないかとさえ思える。

…その青黒い混淆林のてっぺんで
鳥がZwar(確かに)と叫んでいる
(中略)
ドルメンまがいの花崗岩(みかげ)(2-8)を載せた
千尺ばかりの準平原が
あっちもこっちも燃えているらしい…
(中略)
……山火はけぶり　山火はけぶり……
半霄くらい稲光りから
わづかに風が洗はれる
〈春と修羅第2集86山火〉

鳥、草、岩と、最も深い地点まで行って会話している。火を介し、山を介して。

一方の熊楠の視点は、「ふたなり(2-9)」「隠花植物(2-10)」といった異世界へと向く。ＨＩＶの出現や、ＬＧＢＴの人々の未来的役割を、既に垣間見ていたのかもしれない。「南方曼荼羅(2-11)」と呼ばれている図を見るにつけ、混沌の火から生まれる根源的性を表したかったのだろう。

自分を変える

顕微鏡を覗いてウィルスを発見した現代医学は確かに素晴らしい。正二十面体の形や遺伝子の配列、構造を見て専門家は言語として読み取る。しかし、ウィルスをこちらの世界の理屈（身長１６８cm、60kgの人間のサイズに合わせ、現代科学という物差し）だけで見ているということには気づきにくい。顕微鏡を使っている限り、自分を変える必要性には思い至らない。しかし、真実に到達するにはミクロの世界の分析だけでは無理で、マクロの視点を統合して初めて全体像が理解できる。ウィルスが人間を襲う敵だと認定するや[2-12]、ウィルスを死滅させたり、弱毒化して人間の間尺に合うようワクチンを作り、薬を開発してきた。そこには真の対話がない。対話とは相手の世界に赴き、相手の生活習慣や法則性を学ぶことが前提にある。その土地の空気を吸い、郷土料理を食べることが出発点だ。生きることとは、「成長」と「生殖」が条件としてあり、その次におそらく「環境（宇宙）との交流」があげられるだろう。自らの小宇宙とその土地を取り巻く大宇宙との交流、そして互いの小宇宙同士の交流が必要だと思う。そのためには尊敬と謙虚さがいやでも必要だということに気づく。

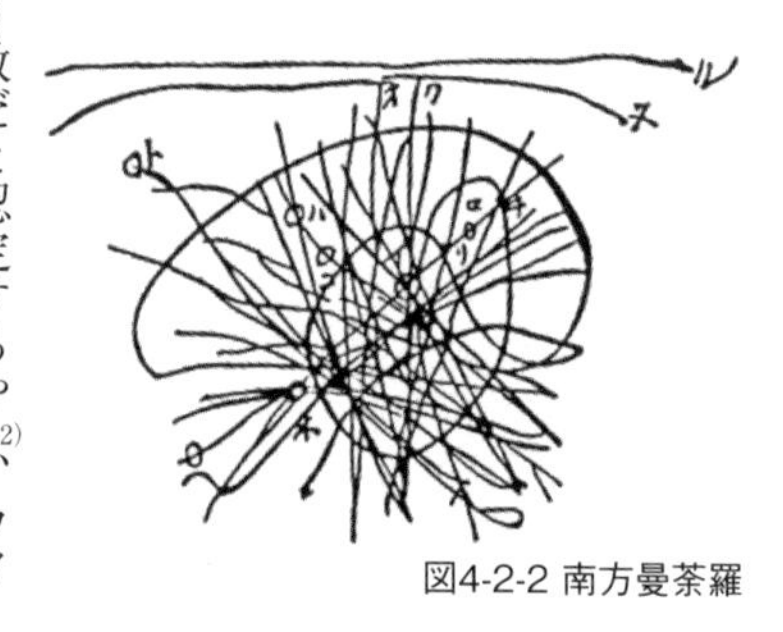

図4-2-2 南方曼荼羅

では、顕微鏡を使わず、対話の場に行き着くにはどうしたらいいの？　どうやって、ミクロの世界に入っていくの？　という問いに対し、僕はこの旅を通してその方法を紹介してきた。大きく２つの方法がある。

1．自分をミクロのサイズに縮小する

2．自分の内なる小宇宙を拡大する

そして、この2つを使って

3．境目を越える

ことができる。最初の2つは、月の能力を使ったもので、3つめは、月・水星・金星の力もお借りする。この力を使いこなせるようになると、鏡に映し、尺度を変えるのも比較的簡単にできる。人間も縮小コピー機を開発したけれど、大元は月の性質にさかのぼる。言葉を覚える0～7歳の頃、鏡に映し出して学習したし(2-13)、僕らが一皮むけて成長するリズム、28日周期も皮膚の中の月の働きだ(2-14)。このリズムを習得するのに、日本人は暦（二十四節気・七十二候等）を作り、動物たちに伺いを立て、日本脳炎ウィルス（水星4）も貢献してくれていた。だから芋虫や蚊の力をお借りすればいい。

ご飯粒に筆で極小文字を書く優れた技巧があるけれど、そのような特殊技術を身につける必要はない。遺伝子に情報を書き込んだ方々は、普通の大きさで伸び伸び書き、月の力で必要な大きさに縮小しただけなのだ。

1．自分をミクロのサイズに縮小する

ある日、僕の左手の小指の付け根のところにある4本のシワ(2-15)に呼ばれ、ここが異世界の入り口だということに気づいた。僕にとってここが一番安全な通路で、きっと入門試験に合格して開けてくださったのだ。自分の側からはドアノブもないし、開けようがない。そして右手小指の3つの関節のシワのと

ころが出口にあたることも。第1関節なのか第2なのかは、旅してきた場所によって違う。何度か旅を続けるうちにその意味も段々わかってきた。指の隙間には、手足口病のウィルスさん（水星19-3）に運んできてもらったアイテムがいっぱい広げられている。

指の先はアデノウィルスさん（水星19-1）から受け取り開発した領域が、層状に広がり、1オクターブ上（8）の自分にたどり着く地点がかすかに見える。僕が描き上げた絵や演奏した曲、道具入れに作った袋などの作品群が、6のエリアにあり、今のところ空白の7のエリアは、おそらく社会に出てする仕事を通じて埋まっていくのだろう。僕にふさわしい町やコミュニティをつくっていこうと思う。そして小指の外側に、僕がこの人生ですべき役割を保管してくれている空間がある。破傷風菌（水星15）のおかげだと、この瞬間気づいた。破傷風の「破」という漢字は「石」と「皮」でできていて、骨と皮膚の意味だ。骨のような人になりたいという皮膚の骨への憧れがこめられている。指は左右で10本だけど、両方の親指同士をくっつけて手を広げれば、左右の小指の外側に2つ空間があるのに気づく。これで12だ。

たぶん、左で受け取り（in）右で実行する（out）と、新たに上書きされ保管される。人生ですべきことって1つしかないかもしれないけれど、年齢や周囲の状況によって細かく段階に分かれているのだろう。

小腸の入り口にある十二指腸という名前[2-16]、破傷風菌が山羊座の師匠に12方向から学んで作った形[2-17]の意味がわかった。僕はこの時さらに、アトピーの赤ちゃんがボリボリ引っ掻いて傷口までつくる意味が少し理解できた。決

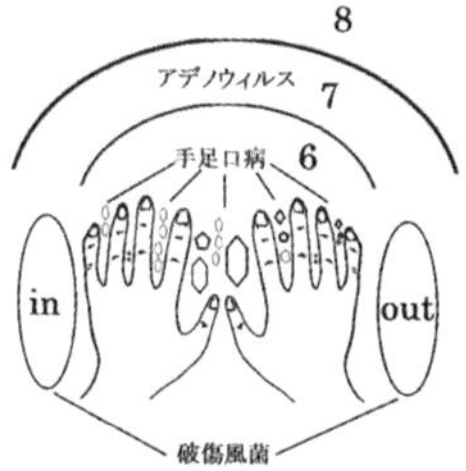

図4-2-3-1 手の周辺マップ

して痒いからじゃないのだ。家族の誰かのために救援物資を持って帰ってきてくれて、運び出すのに出口を作っているのだと。ありがとうと受け取れば、傷口は自然に収まっていく。元々痒いわけじゃなく、言葉で伝えようとしてもうまく伝わらないもどかしさで、あっちこっちに創口（出口）をつくっているだけなのだ。

入口を発見できても、出口がわからないと大変で、両方わかって初めて縮小システムが働く準備が整う。うかつに入口を発見し、興味本位で入り込み、出てこれないのは悲劇だからだ。この縮小に最も必要なものは「謙虚」さで、おそらくこれが試験の合否を決めるのだ。

2．自分の内なる小宇宙を拡大する

反対に拡大する力は「尊敬」の力だ。星は遠い空の彼方にあって、僕らの目や耳や鼻や口をキメ細かくつくってくれた。それもとびきりの高性能で。心臓はじめ内臓は休むことなく僕らが死ぬ瞬間まで動き続けてくれる。しかも無償で。あまりの偉大さに途方に暮れてしまうけれど“胃が悪い”とか“喉が弱い”とか、失礼で勝手なことばかり言ってしまうんだよな。偉大なものへの憧れをもつには、どこまでも高く青い空を見上げたり、雄大な自然に時々身を置くといいと、ある先輩から教えてもらった。

それを実感したのは、北海道を旅した時。自然の雄大さに思わず自分の物差しを解き放つスポットがいくつもあった。道東を、北に流れる3本の川（湧別・常呂・網走）がある。女満別空港から網走に向かって走り、そこから西へ川を横切った時、これは心臓の3本の冠動脈だと気づいた。オホーツク海と境をなすサロマ湖は右心耳だ。

そこから東、知床半島の中央にある知床五湖が左心耳((2-18)で、湖の遊歩道を歩くと、本物の耳の中を歩いている気分を味わえる。アイヌの人々が深く関わったオホーツク土器の中に「内耳土器[2-19]」と呼ばれる土器がある。煮炊きに使うだけでなく、きっと川や湖、大地の声に耳を澄ませて聴いていたのだろう。

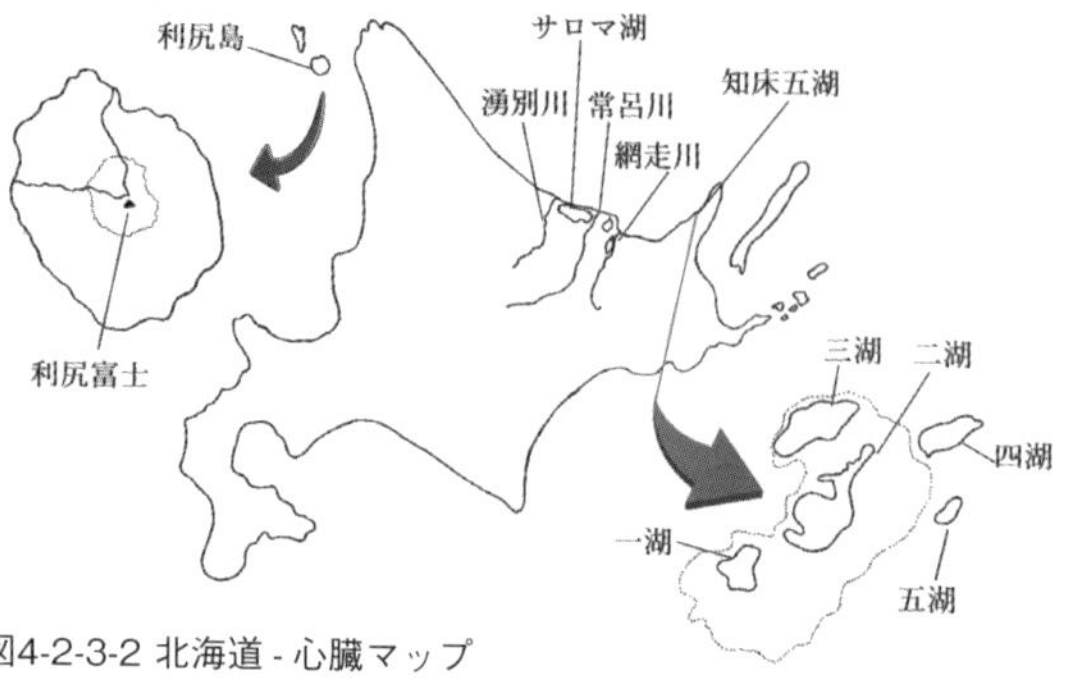

利尻島は島自体が心臓の形をしていて、沓形地域から五合目を経て、頂上へ向かう登山ルートが、右心房と右心室の間の壁の中を通り、房室結節に至る道に思える。同じ体験は、フランスに黒いマリア[2-20]を訪ねて旅した3人の魔女たちのお話を聴きに行った時で、彼女たちが心臓の中を旅していたことに気づいた。ピレネー山脈は心房と心室の中隔にあたり、左心房と左心室を隔てる壁の中を歩いて山脈を横断していた。北に位置するルルド[2-21]に白いマリア、南に黒いマリアが位置し、それぞれ幼子イエス（心臓）を抱く左肺と右肺に当たる。

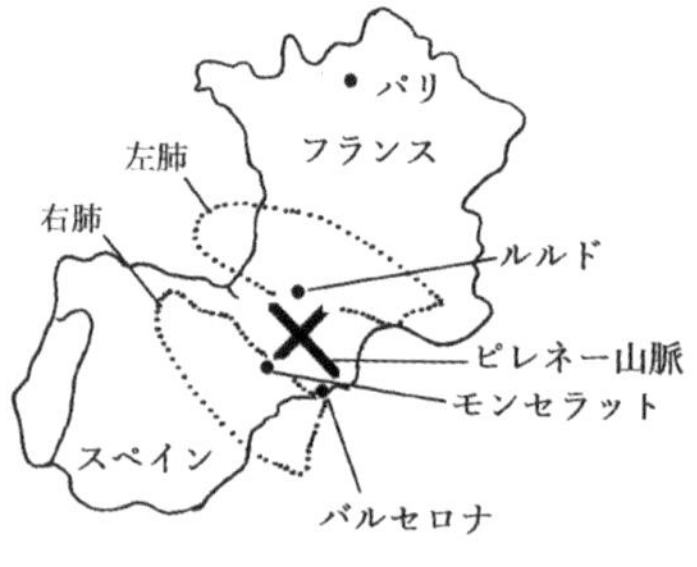

図4-2-3-2 北海道 - 心臓マップ

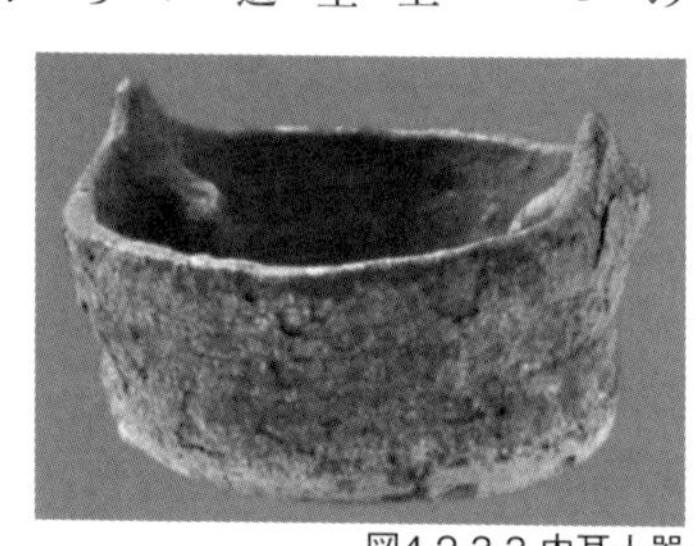
図4-2-3-3 内耳土器

図4-2-3-4 マリア（肺）とイエス（心臓）

準備を入念にして、鎌倉の材木座海岸を夏の夜明け前に訪れると、口腔内や小腸粘膜表面に立つことが出来る。富士山が大道具係となって舌の役目や、照明係までしてくれる。お腹の痛みに用いられるルリハコベ[2-22]を観察した翌朝訪れると、海と空と舟とで、ルリハコベの相似形が出現し、小腸の働きを演じてくれる。開花する（拡散）プロセスと同時に、花の先端や雄しべで、収縮のプロセスが働き、ポリープのような形をつくる（図4-2-3-5）。小腸の粘膜上のパイエル板[2-23]でも収縮と拡散のリズムで同じ形がつくられ、ギュッとしめつける下腹部の痛みをひきとってくれる薬効や、免疫システムの仕組みを絨毛の内側から体験させてくれる。何よりもミクロの世界で、宮崎駿アニメに登場する妖精たちに出会えるのが嬉しい。

他にも、鹿児島開聞岳を仰ぐ指宿（いぶすき）の海岸（砂風呂で有名）では、砂浜一面にペリドット（金星7）が黄色く輝く。天使の目とも言われ、目の水晶体の働きが指先にあるのを体験できる。指宿って「指に宿る目の働き」って意味なのかと勝手に思っている。

3. 境目を越える

さて、動植物の世界と違って、鉱物の世界に入るには、命を投げ出す以外に方法があるのではないかと考えるうちに、一つの名案が浮かんだ。深く眠ることは、〝死んだように眠る〟とも表現されるように、よく似ている。自分の生命の線を切ってしまうのではなく、「凍らせる（低体温にする）」「一時停止する」「離れて

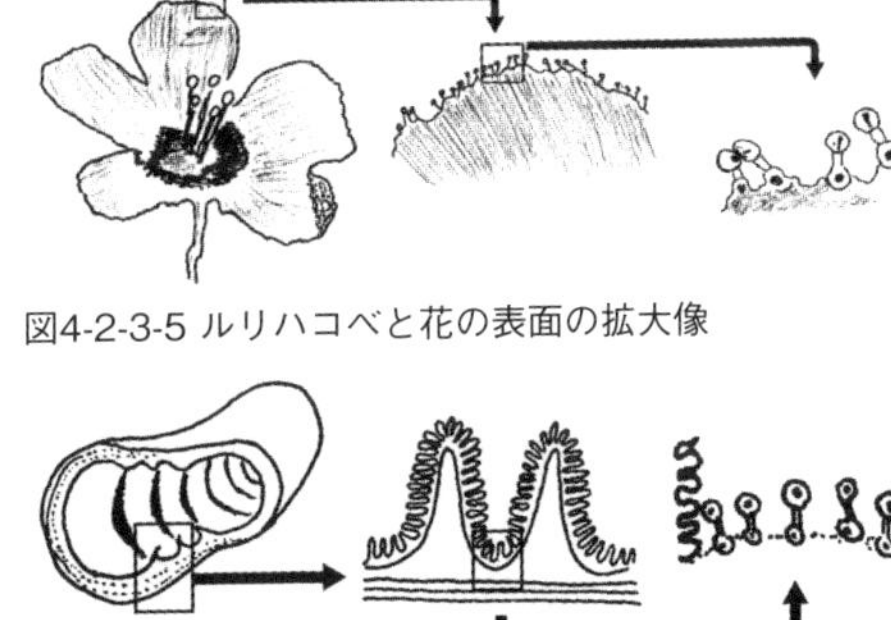

図4-2-3-5 ルリハコベと花の表面の拡大像

図4-2-3-6 パイエル板

も結べるようにする」

と、ブツブツ独り言を言いながら、僕は生と死の世界の間を行き来する技術を、座敷童的に開発した。EBウィルス（水星11-1ヘルペス4）に習ったと言ってもいい。

日の出前に起き、日の入りのつるべ落としの瞬間をまぶたに焼き付ける。食事の前後で小腸の粘膜表面に立って「いただきます」「ごちそうさま」を粘膜の内と外に向かって声を出さずに呟く。いつもオンオフの瞬間をまたぐよう心がけ、両方の側から物事を考えるようにした。人が怖いというものに対しては、愛らしさを探し、美しいというものに対しては、醜さを想定し、それを克服して美しさに至ったプロセスを見るようにした。

コラム④ 座敷童・ウィルス（EB・ウィルス）

僕には3歳の頃の記憶がある。「ボクは何歳？」と言う大人たちの質問に、親指と人差し指を丸めて、残りの3本で「3歳」と答え、それがいわゆる物心ついた瞬間だったのだろう。その頃、両親は共働きで、毎日のようにおばあちゃんと近くの崖の砂場へ遊びに行っていた。その近くに流れる小川も遊び場で、同じ年格好の男の子や女の子も一緒だった。ある日、一人の女の子が川で溺れて亡くなり、葬儀の日「〇〇ちゃんいないよ、ボク〇〇ちゃんと遊ぶんだ」と、繰り返すボクの言葉に大人たちは涙したことを、中学生くらいの時に思い出話として初めて聞いた。その事件は、物心つくちょっと前、指で「3歳」と言う直前だったのだろう。

小さくして亡くなる子は昔からいた。お腹の中で流産という形で天国に帰る子や、1歳前に亡くなる子も多かった。それは天と約束した運命[2-24]という決まりごとだったのだろう。EBウィルスが原因とされ、子どもが罹るバーキットリンパ腫[2-25]という癌がある。のどや首が腫れた子どもの絵が医学書に描かれ「愚鈍」という文字が添えられていた。大きなお世話だ！　何も知らないくせにと、思わず口をついて出そうになった。この子たちは皆、僕と一緒に遊んでいた子で、座敷童たちだ。オムツしてる子ばっかりだけど、決してバカじゃない。僕も小5までおねしょしていたけれど、学ぶべき順番が後か先かというだけだ。お世話になった人たちにお礼をすることが先で、その後自分のことをするという順番を守っているだけ。おねしょはお母さんに苦労かけるけれど、それ以上にお母さんに喜んでもらえる仕込みはもっと大切だと思うんだけど…。

そうこうしているうちに、僕は午前2：30頃にカサカサという紙をこするような音を合図に目が覚めるようになった。友だち（座敷童）が時間になったよと、迎えにきてくれるのだ。3：00になる直前、僕はウィルスさんたちの待つ場所へ行って、一生懸命インタビューする。夜明け前に戻ってくると、忘れないうちに全部メモをする。時々、妹から「ずっと大きな声で喋ってたよ」と言われる。自分でも一度迷子になりそうで、大声を出したことは覚えているけれど、ほとんど安全な道を通り、安心して帰って行ける時間帯をウィルスさんたちは用意してくれるのだ。お土産をいつもいっぱいくれる。

僕がこの旅をスタートできたのは、向こうの世界で待っていてくれた座敷童たちのおかげだ。ＥＢウィルスを座敷童ウィルスと呼んでいるけれど、彼らの仲介で、ジフテリア菌（水星1-1）や溶連菌（水星1-2）にインタビューできたのだ。扁桃腺をⅢ度の大きさまで腫らし、左右がくっついた時、僕は向こうの世界にいて、腫れがひくとともに、こちらの世界に戻ってきた。最初は死ぬかと思うくらい苦しかったけれど、それ以降はコツを覚えて順調に旅を続けられた。お会いしたこともない天然痘やペスト菌のところに行く時も、ネズミや牛たちに話をつけてくれたのも彼らのおかげなのだ。

帰依の力

現国のＢ先生たちは、目の前に座る生徒は「世界を動かす学者や女優の卵」だと、思っていると聞いた。今回ウィルスの基礎知識やインタビューの際にアドバイスいただいたのは、医師であるＩＭ先生。幼い頃からずっと僕を診てくれている家庭医で、90歳を迎える今も現役だ。休診日に僕が遊びに行くと、いつも色々なことを話してくれる。ある時、「自分の前に座る患者さんは、国民栄誉賞候補の人だと思うように心がけている」とお聞きした。たとえ、虐待を続ける人であろうと、周囲に迷惑をかけるような人でも、情報はインプットしても先入観は0にして、尊敬の気持ちから問診を始めるという。「そう思えない時はどうするんですか?」とお聞きすると、「自分の分身、あるいは身代わりをしてくれる人」という意識をもつのだそうだ。

「人は誰でも破壊的な性質をもっている。それが爆発してしまえばDVや殺人にまでつながってしまう。そうならないよう、子ども時代に兄弟喧嘩したり、スポーツに打ち込んだり、力の正しい方向を見出す。それを上手くできなかった人は、きちんと学ぶ機会が得られなかった人、別の表現をすれば、上手に風邪をひけなかった人で、後でもっと重い病気になるか、周囲から嫌われる損な役回りを引き受けることになる。でも他の人たちが引き受けたくないものをまとめて背負うという尊い働きでもあるのだ。その人たちのおかげで我々は犯罪者にならずにすむからだ。」

先生の熱弁は続く。

「それだけではない。自分はかつて知らずに人を傷つける言葉を発していたかもしれない。その人が二度と目の前に現れなければ、そのことを反省する機会も得られない。でも風の噂に聞いたなら、今後そうした言葉は一切使わないと心に誓える(2-26)。人を一番傷つけるのは言葉なのだ。」

ひと呼吸おいて、次の話が僕の心にズンと響いた。診察室に入ってきた瞬間、廻し蹴りをくらわしてやりたいような若者がやってきた時の話だ。一般的には〝適応障害〟と呼ばれていて、周囲を怒らせてばかりで何度も会社を転々としている人だった。歩き方や眼差しに周囲を不快にさせるものがにじみ出ていて、先生は瞬時にキャッチしてしまうのだろう。この時、ぐっと堪えて〝国民栄誉賞・人間国宝〟

と自分に言い聞かせて診察をしていくと、かつての自分がまき散らかした誤った言動を世界中から集めてきてくれた人のように思えて、その人のことを深く理解できたという。診察の2日後、その人の母親から長い感謝の手紙が届いたのだという。世間からつまはじきされていた息子がことのほか喜び、1日寝込んだ後、人が変わったように喜々として仕事に行くようになったと。その手紙を読んで先生は「回し蹴りしなくて良かった」とホッと胸をなでおろしたそうだ。先生が、彼の尊い仕事をきちんと読み解き、丁寧に受けとったため、彼は損な役回りをその日で終えることができたのだろう。

優れた開業医は、上手に風邪をひかせてあげられる人のことなんだなと僕は先生を見ていて思った。僕は、上手に風邪をひけたので、扁桃腺を腫らして座敷童（EB）ウィルスとお近づきになれたし、喉が詰まって苦しかったことも、将来罹るかもしれない癌を変換して軽くしてくれたのかもしれないと思えるようになった。言葉の大切さを話してくれた時、僕が使うべきじゃないと思ったのは、「コロナと共存」とか「仲良くしよう、コロナは友達！」とかいう軽いノリ。人生のずっとずっと先輩に対する言葉じゃない。敬意を持って学ばせてもらうこと、できれば弟子入りさせてくださいという気持ちで接するのが本筋だと思う。

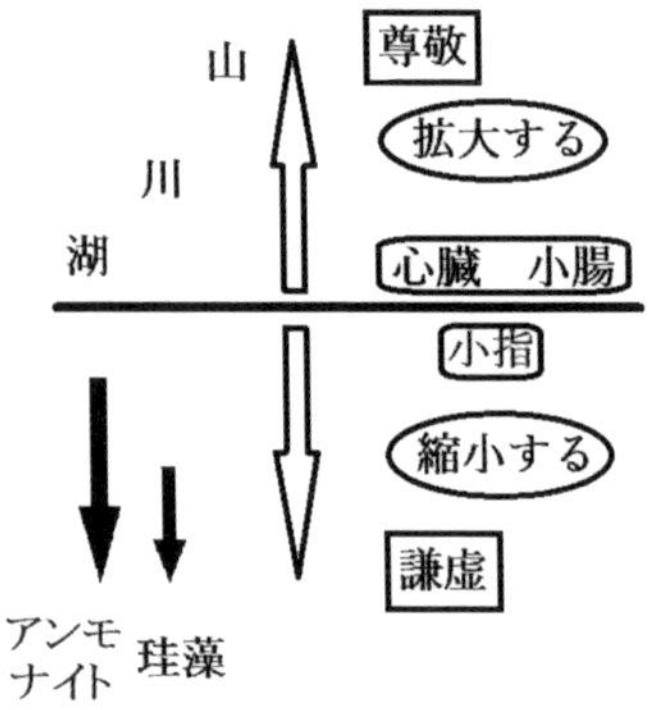

僕は、家に帰る途中から先生のおっしゃったことをメモし、気づいたことを図に描いていた。だいたいこんな感じだと思う。

アンモナイト（動物）や珪藻（植物）が鉱物化することを「脱

図4-2-4 縮小・拡大

動物化」「脱植物化」といい、「下へ向かう進化[2-27]」と呼ぶのだそうだ。地上で生命活動を営んだ〝時間〟と〝学び〟を捧げてくれたという意味で、鉱物が人間や他の生命に帰依してくれているおかげで、形が保たれ、あらゆる支えが成立している。とてつもない恩恵を受けているのに、僕らは当たり前と、意識することもなく、ひいては物質や非生物、ウィルスを低くみて（時には敵にさえして）しまうのだ。この視点を「キリスト教的物質学[2-28]」というのだと教えてもらった。ＩＭ先生の診察の姿勢に通じている。

僕がウィルスさんたちを評して

「12星座、7惑星の弟子」

「星の仕事を手伝う星屑」

「人間国宝以上の超絶技巧の名人」

と表現するようになったのは、ＩＭ先生の影響をたくさん受けているからだ。「本当にウィルスはそんなに偉いのか、証明できるのか」と聞いてくる人がいる。でもそれは、「目の前の人を国民栄誉賞候補だと言うのなら、本当にそうなのか証明してみよ」というのと同じで、たぶんその人が国民栄誉賞を授賞する確率は０に等しいだろう。だから、そんなアプローチは無意味で、謙虚さと尊敬の気持ちをもち、こちらの姿勢を整える手段に過ぎないのだ。でも人の評価って表面的なものが多い。人間が立って歩いて呼吸して排泄していることが、地球にとって役立っていて、社会的地位が高い低いとか、偉い偉くないって大して差がないと思っている。蟻の社会で、働かない蟻が、働き蟻を支えていることを聞いたときから、陰の存在のありがたさを感じるようになった。社会的に何かを生み出す役目も素晴らしいけれど、その代償として多くのものを破壊するし、自らもネガティブなものをため込み、まき散らかす。

その後始末を影で支える存在が一手に引き受けているのだ。

深い気づきに到達するための謙虚さと尊敬は、そうした帰依の力を受け取ることなのだと思う。それによって、自分も学びが深まり、相手も役目を終えた喜びに包まれ、世界も明るくなる。自分と相手と周囲、三方が喜ぶし、誰も困る人がいない関係こそ尊いのだと思う。

僕の通訳としての腕はまだ駆け出しだ。ウィルスさんたちのもつポテンシャルのほんの一部しか伝えきれていない。でも一部だけでも凄いことばかり。僕よりずっと上手な通訳の人たちが今後出て来てくれることを切に願う。プロの技術を身につけるには1万時間の繰り返し（1日数時間で7年くらいの計算）で達成されるのだという。でもその積み重ねの基礎に、尊敬と謙虚さが何より大切で、成就の9割以上を占めるということを最後に記しておくことにする。

コラム⑤ マスクと手洗い

マスクの網目とウィルスの大きさを比べると、ウィルスの方がはるかに小さく、網目を通過する。でもこれは物理的な見方であって、これだけで、マスクは意味がないとするのは短絡的だ。人が口の前に網目を用意すると、喉の奥の粘膜系は、さらにキメ細かい網目をつくってサポートする。マスクしなくてもそのサポートはいつでもしてくれているけれど。その喉の網目をよくみていくと、正四面体を転がしてできる〝かごめ（金星2）〟で、籠が龍（＝ウィルス）をキャッチして、情報をしっかり受け取るのに役立つ。さりげなく、気づかないように働く奥ゆかしさが素敵だ。さらに、手作りマスクほどその効果は強く、粘膜系で働く職人さんがさらに上乗せしてくれるらしい。

手洗いも単にバイ菌を落とすという物理的な役割だけでなく、手の隙間や周辺に広がる領域を美しく保つことで、傍を楽にしてあげられたり、自分の使命をきちんと果たすことにも役立つ。手の周辺（P148図）には、僕を見守る存在たちが働いているからだ。マスクや手洗いが単純に大切だと思っている人にも、軽視する人にもいいなと思ったIM先生から聞いたお話。

3. 予防接種2020を眺める人類2220

戦争へ向かう力・抑止する力

世界的ベストスラーになった『サピエンス全史~文明の構造と人類の幸福』(ユヴァル・ノア・ハラリ[3-1]著)は、世界史と生物の授業で取り上げられた。ホモ・サピエンス(賢い人の意味)は、直立歩行し、火や道具を使用できるという特徴の他に、想像力を手にし、フィクション(虚構)を共有する能力(共同主観力)に長けていたことが、現在の発展進化につながったという。僕はサルから人間が進化したという進化論より、人間が動物的性質を脱ぎ捨てていったのが進化の本質という考え方に共鳴しているので、彼の論にはすべて同意できなかったけれど、この「フィクションが世の中を動かし、フィクションだったものが現実化する」という部分には合点がいった。

そのハラリ氏の寄稿文が、「人類はコロナウイルスといかに闘うべきか」というタイトルで、2020年3月15日付 TIME 誌に掲載された。(一部抜粋引用)

「1970年代に人類が天然痘を打ち負かすことができたのは、すべての国のすべての人が天然痘の予防接種を受けたからだ。たとえ1国でも国民に予防接種を受けさせることを怠っていたら、人類全体を危機に陥れていただろう。…今回の危機の現段階では、決定的な戦いは人類そのものの中で起こる。…人間どうしが争えば、ウィルスは倍増する。対照的に、もしこの大流行からより緊密な国際協力が生じれば、それは新型コロナウィルスに対する勝利だけではなく、将来現れるあらゆ

る病原体に対しての勝利ともなることだろう。」

今、世界中がワクチン開発に注力し、ワクチンを待望する空気が高まっている。でもちょっと待てだ。人間同士戦っている場合じゃないというのはいいけれど、「一致団結してウィルスと戦おう」って、敵を〝国や人〟ではなく、〝ウィルス〟に置き換えただけで、やっぱり戦争状態に入れってことでしょ。戦争をしてはいけないと、二度の世界大戦で人類は学んでいるはずだし、日本は戦争放棄を憲法にうたっている国だ。なのにまた戦争？　って高校生の僕だって思う。ハラリ氏自身が一つのフィクションをつくり、人々に限定的なイメージを植え付けているのか、それとも、その反対の意識を喚起しようとしているのか。

でも、「ウィルスとの戦争反対！」と声高に叫ぶと、きっと非国民になってしまうんだろうな。国や公的機関、マスメディアから叩かれるだけでなく、今や一般市民も自粛警察やＳＮＳで、同調圧力[3-2]ってやつがすごい。その時代の権力者、同調する有識者と呼ばれる人たちによって戦争へ導かれ、今では僕ら周辺からも、戦闘モードへと駆り立てる力は働いている。でも、少数派ながら、それを抑止しようとする力や、中庸を探り、努力奔走している人たちがいるのも事実だ。

戦いの本質

予防接種スケジュール２０２０年版が作成されている。このスケジュールを忠実に守ると、赤ちゃんは７歳になるまでに、17種類、51回の注射を打つことになる。僕が０歳児だったら、絶対ごめんだし、明日注射と聞いただけで逃げ出したくなる。でも「一時の痛みで怖い病気にかからなくて済むのよ」と、わが子の健康のために、お母さんは子どもにも自分にも言い聞かせる。51回という数字をみると、アデノウィルスのアイテム51個を思い浮かべる。強制されずに、自分のペースで集めればいいのにって思うんだけどなぁ。

今、積極的にワクチンを推進しようとするグループと、慎重派・反対派のグループで対立する状態になっている。特に肺炎球菌・ヒブがスケジュールに加えられ、それまでの生後6カ月からのスタートが、生後2カ月スタートになった頃から衝突は急増し、子宮頸癌ワクチン（水星10）の副作用裁判等で、かなり深刻化している。いのちに対する責任感や強い使命感という点で、僕は両派に共感する。その上で自由に発言を許してもらえるならば……。

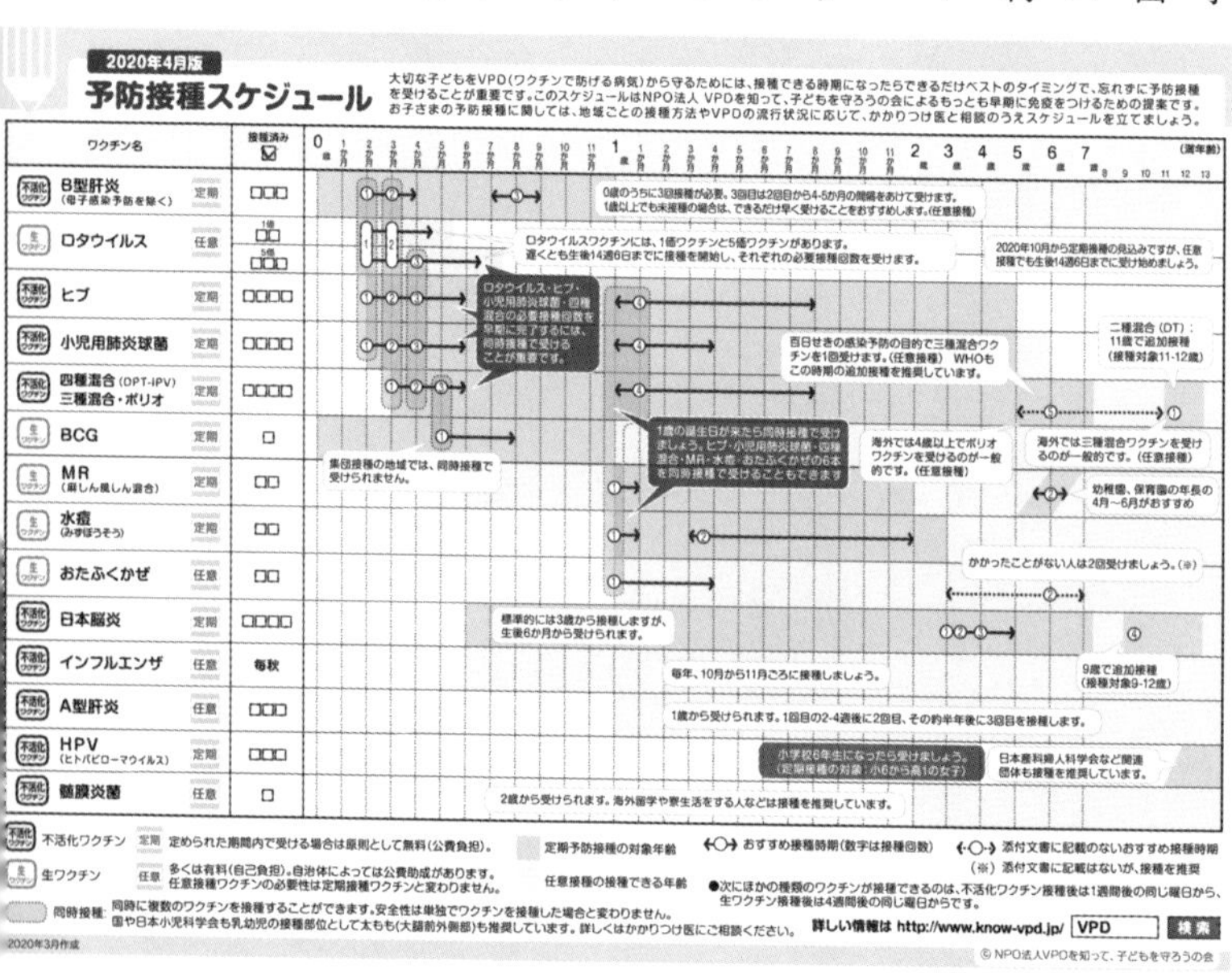

予防接種スケジュール：引用：NPO法人VPD を知って、子どもを守ろうの会 作成表
＊ VPD（ワクチンで防げる病気）

ワクチン慎重派・反対派

(1)ワクチン以外にも免疫力を高める方法がある。
(2)副作用や死亡事故にきちんと目を向けて欲しい。
(3)ワクチンに含まれるメチル水銀やアジュバント(3-30)は毒性があり、自閉症の原因にもなっている。
(4)重篤な副作用が統計に入っていない（水星10）。
(5)利権のためのワクチン行政であってはならない。
(6)ワクチンを打っていないと、保育園にも小学校にも入れない。同調圧力が強い。(3-4)

⇕

ワクチン推進派

(1)ウィルスは撲滅するにはワクチンしかない。
(2)集団の健康が目的、個人差はやむ無し。
(3)有効性・安全性には厳しい基準がある。医学的には因果関係を認めない。
(4)エビデンスを基に科学的に証明済み。
(5)国民の大半が接種するのが理想。
(6)厚労省はそのような指導はしていない。

これは、ワクチンをテーマにしているように見えるけれど、集団と個人、管理と自由、男性性と女性性というテーマでのディベートのように思える。今のところ、推進派の力の方が圧倒的に強いけれど、国や厚労省の隠蔽や改ざんが表に出てきて、数の力だけで押し通すのも難しいご時勢だ。理想的結末は、子育ての主役であるお母さんたちの心配や不安が、安心や自信に変わり、国や自治体も責任や経済的負担が軽減して、互いが笑顔になれるという状態だと思う。

対立の中間点で、単なる妥協を超えて、互いの良さを尊重しあうと、予想以上の結果を得ることができる。それをイメージするのに、正多面体が役立つ。

正多面体に学ぶ　〜対立から生み出される異なる結果(3-5)

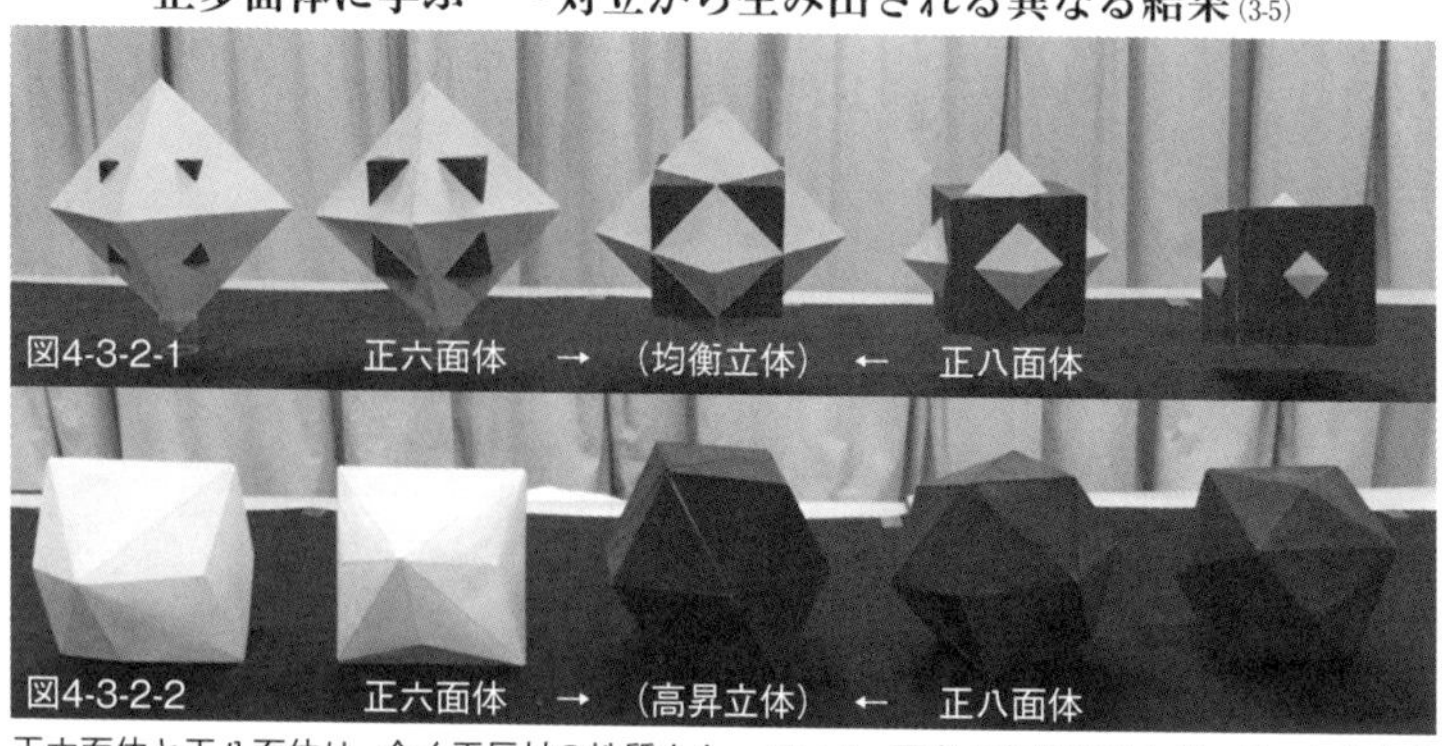

正六面体と正八面体は、全く正反対の性質をもっている。両者が主張を譲らず、ぶつかりあうと、できあがった“均衡立体”の内腔は小さくなるし、見た目もちょっとグロテスクだ。一方互いを認めて高め合うと、内腔が広い“高昇立体”ができる。どことなく優雅に見える。

目標地点のイメージが共有できれば、知恵を出し合い、対策はきっと立てられる。行き詰った時、斬新なアイデアを出して解決の糸口をつくるのは、昔から「若者・馬鹿者・よそ者」と決まっている（僕は、全部当てはまってるなぁ）。だから僕は、正多面体の中で、正四面体と正十二面体、樹木素材では、オーク（樫）と白樺が役立つと提案しているのだ。そして草本まで広げれば、オミナエシと同じマツムシソウ目のノヂシャ(3-6)にヒントがあると、にらんでいる。植物の力を借りて、目指す高みは、均衡立体ではなく、高昇立体だ。

200年後の視点

約200年前、ジェンナーが行った種痘は、牛の天然痘に罹った人の膿を子どもの腕に傷をつけて擦り込むというやり方だった。「牛になってしまう」「不潔」「悪魔の所業だ」等々、拒否する人たちは大勢いた。そして、医療の主流は、瀉血（悪い血を抜くことで病気を治す方法(3-7)）だった。現代でもごく限られた病気に瀉血は行われるけれど、ほとんどの病気で治療効果はないし、おそらく今なら罪に問われるだろう。200年のときを経れば、進歩した技術の支えで、客観的冷静な判断が可能だ。当時の人たちの努力や偉大さに敬意を払うことも、無知からくる愚かさにも、寛大さで対処できる。

さて、今から200年後の医師たちは、現代のこのワクチン制度をどう見るだろうか。51回の注射を打つということは、子どもを51回泣かせることに近い。何という野蛮なことをしていたのだと、まずは嘆くだろう。現代人が200年前の医療に抱く感情と同じように。2220年の世なら犯罪だなと。「隠しきれない下手な誤魔化しはいかんな。バレないようにしないと。」という不気味な声も一方から聞こえてきそうだ。

200年後の未来は、おそらく、二極化がさらに進み、対極的に進化していくのではないかと思う。1つはワクチン推進派からの進化形で、AI技術によって、ワクチン情報を全て書きこんだマイクロチップを皮膚の内側に埋め込み、痛くない注射が実現しているかもしれない。現在行われている健康診断や人間ドッグの血液を介した診断技術は、少なくとも2、3世代進化し、膨大なデータをチップに極小化して、健康は個人管理が可能になる。AIのドクターのアドバイスのもとに。このデジタル的進化は、実のところ、支配の力が暗然と強まっていく方向だ。もう一方は、アナログ的方向で、現行の自然療法が多様化し、分離・統合・再編成をしていくだろう。こちらの方向の進化を支える診断機器（血液を介さず、多次元的エネルギー情報解析システム）は、デバイスさえ要らなくなり、優れた個人の手足に集約されて、巫女さん的人たちが様々な分野、コミュニティのアドバイザーを担っているだろう。

でも200年後には確実に僕はこの世にいないし、地震や水害で、この地球自体が健全に存在しているかどうかもわからない。それに、僕は予知能力をもちあわせていない。ただホモ・サピエンスの一人として、虚構を描き、信じる力はあると思っている。

僕は、太陽（＝心臓）の高温核融合をイメージしながら、両者の中間をいく道を模索し、２００年後に到達する地点の最初の1歩として、未来型ワクチン「フェレール（P39参照）」を考案した。

クプ・ギプ〜未来ワクチン〝フェレール〟

見た目、使用方法は、いたってシンプル。要点は以下の通り。

クプギプの基本的使い方

主に二の腕（右より左がベター）で、ギプはペタペタ、クプはコロコロ転がす。エッジをきかせて軽く押すのも良い。湿疹が出ていたり怪我していたら、その場所は避けて、太腿が第2候補。手足の次にお腹や背中もＯＫ。大きい子は自分でしてもいいし、小さい子や赤ちゃんはお母さんがすると喜ぶ。嫌がる時はせず、お母さんが代わりにするのがコツ。

安全性

素材は混じり気のない樹木でできていて、クルミのニスを一度塗りしてあるので安心して使える。

代用可能

樹木で作られたクプギプでなくても、折り紙や綿棒で作った多面体もＯＫ。５種類の多面体は、用途はそれぞれ多様。でも自然界の多面体は瞬時にお互い同士、変わる性質があるので、基本的にクプとギプだけあればＯＫ。

ギプを二の腕にペタペタころがすと、正四面体が籠目をつくり、ウィルスさんたちをお迎えする準備になる。クプをコロコロ転がすと、腕の中に蓄えられた様々な情報とエネルギーを消化する。二の腕の皮膚の表面と直下で、先人たちの偉大な業績、功罪すべてをきちんと受け取り、包みこむ。従来のワクチンのように、体内に抗体をつくることが目的ではなく、腕の上空に光の環、「迎体（金星3）」をつくりあげる。御来迎・御来光、天使の輪とも言える。ワクチンのスケジュールに沿うとか、朝必ずするとか、51回コロコロする必要もない。いつでもどこでも使える。保管場所は、なくさないように、目の高さよりちょっとだけ上（棚やタンスの上で構わない）に置いておいて欲しい。でも、いつか子どもたちのおもちゃ箱の片隅に転がっているのが理想。

くれぐれも、病院に行かなくていいとか、ワクチンはいらないという早計な勘違いはしないで欲しい。大切なポイントは、今までワクチンをつくり、そしてそれを打ってきた方々の汗や努力の記憶を使わせていただいているということ。だから、ワクチンを否定しては、このクプギプは成り立たないということ。尊敬の思いがなくなれば、意味を持たなくなるので、「フェレール（ドイツ語で尊敬の意味）」と、名づけたのだ。

ワクチンの研究開発に携わった人たちのことを考えれば、そこには膨大な時間や労力、お金がかかっていることは想像に難くないし、人類へ貢献したいという熱い情熱や努力は計り知れない。戦後の混乱期、ＢＣＧやポリオ（水星15）ワクチンは多くの命を救った。アフリカ諸国では今もワクチンがあれば助かる命は何十~何百万人もいる。時代と状況によってワクチンは救世主だったけれど、時代が進み、状況が変化すると、薬が毒に、善が悪に変わる地点を通過する。〝薬は匙加減〟と言われるように、濃度や量によって毒にもなる。

僕の祖父母世代は、二の腕にたくさんの注射痕がある。この痕跡が病を防ぎ、健康を支えた歴史とも言えるけれど、子ども心に注射そのものが痛かったし、逃げないよう腕をつかまれた恐怖や怒りも刻まれているという。結核で多くの人々が亡くなっていた時代があり、日本は世界の先進国の中で唯一BCGの注射をしっかり実施した国で、それがコロナの死亡者数が少ないファクターXの1つに挙げられている理由でもある。でも真実は、結核菌が核を結んでくれたおかげで（水星6-1）、コロナで中心を失わず、光と共に脱皮できたのだと思う。70年前の方々が、現代の我々に捧げてくださった尊いエネルギーを、自分たちの利益にしようと思っても役立たない。70年後の未来に恩送りすることが正しい答だと思う。

僕は本当に大切だと思うことをしようと思っている。もちろん、まだ医者になれるかどうかもわからないし、ただの高校生の言うことなど、信じられないのが普通だ。でも、互いがただ反対と叫ぶだけでは、お互い不愉快なだけだから、良いと思える案を出して、賛同してくれる人たちの小さな輪ができればと思っている。

もっと大人になって、学問的裏付けや準備を完璧にしてから世に出すことも考えたけれど、世の中のニーズを観察した時に、今しかないと思ったのだ。まだ世の中が求めていなかったり、時期が過ぎてしまえば無視されるだろうし、ニーズにそぐわなければ炎上して消滅するだろう。支持してくれる人が多ければ自然に広がるし、それは受け取る人たちにお任せだ。

コロナウィルスさんの出現が、僕の背中を後押ししてくれたし、今僕が呼吸している空気の中にいてくれている間に、お礼をしなければという思いが僕を突き動かした。ここまで来るのは、もちろん僕一人の力ではない。発案から実物モデルの完成には、兄たちの応援が欠かせなかった（本書第2巻火星・木星の章で詳しく紹介する予定）。

正多面体は、プラトン立体とも呼ばれるように、遠い昔からマクロの宇宙の分野でも、ミクロの顕微鏡下の世界でも研究されてきた。マクロコスモス（宇宙）にも、ミクロコスモス（身体）の中にも働き、エネルギーや情報を運び、僕たちの生きる環境を支えてくれていることはまぎれもない事実だ。優れた研究家の指導で、綿棒や折り紙を用いた正多面体づくりのワークショップが静かなブームになっている。大人も子どもも参加できるし、自分の手で、この形を外側からつくり上げていくと、自分の中のミクロコスモスの働きに出会える。

痛くない注射をと願った言い出しっぺ、僕ら兄妹の名前クプ・ギプを、フェレールの愛称として使ってくれると嬉しい。ちなみに僕は、普段普通の高校生の姿をしているけれど、ミクロの世界を旅する時は、正四面体になり、クプは正十二面体になる。異なる世界の「通訳」としての「働き」が「かたち」になったものだ。

ウィルスへの眼差しに対して共感できる人たちの小さな輪は、決して大きな渦にする必要はない。少しずつ実績が現れてきて、良いとわかれば賛同してくださる人たちは必ずいるし、さらに名案がもたらされ、進化していくだろう。注射をすぐになくそうなんて思わなくていい。ワクチンをつくる製薬会社に勤めているお父さんのおかげで、生活している人たちが困らないように。

最もよく効く薬

ＩＭ先生から、ある時僕はこんな問いを投げかけられた。

「世の中で、最もよく効く薬は何だと思う?」と。

僕が風邪をひいても、先生は必要な時以外、薬を処方してくれなかった。ただ扁桃腺をあまりに腫らして高熱を出すので、見かねた父が漢方薬を薬局から買ってきてくれて、１年近く飲むことになった。おかげで驚くほど扁桃腺は小さくなり、その後高熱を出すことは、ほぼなくなった。でも一番良く効く薬かどうかは自信がなく、口ごもっていると、先生は

「抗生物質やステロイド（副腎皮質ホルモン）と答える人が多いかもしれない。確かにこの２つの薬が世に出た時、感染症やあらゆる病気は治ってしまうのではないかという期待が、医学界に満ちていた。しかし、２つとも決して夢の薬ではなかった。どちらも急性期には驚くほど良く効いたけれど、効能は一時的で、耐性菌の出現や副作用で、後になって手厳しいツケが回ってきた。アトピーの子がステロイドで一瞬にして良くなったと思ったら、しばらくして以前より悪化し、離脱のリバウンドを多くの人たちが経験している。熱が出て痛みが出ても、本人が耐えられるなら、できるだけそのまま症状が出切るまで出す方がいい。それが最善のタイミングで、最高のプレゼントだからだ。」

「神様が十分計算して、自分にあうようにしてくれたから最善という意味ですね。」

「そうだ。それを拒否して、別のものにしてくれと神様に要求しても、それを上回るものはない。人間が浅はかな知識で、薬を飲んだり塗ったりしても、問題の先送り程度にしかならない。目先の利益は、

後で利子がついて立ち行かなくなることだってある。学生時代に奨学金をもらって、働けるようになったら返す健全な先送りもあるけれど、世の中には高利貸しのような輩はたくさんいる。時間の先延ばしか、場のすり替えで、どちらも返済不能になって命を差し出すしかなくなることだってある。」

「場のすり替えというのは？」

「顔の表面の皮膚、口や目のまわり、耳や鼻に出る症状は、美容上困るかもしれないが、健康上は最善で、口や目に出ることで、胃腸や肝臓の癌を回避できるし、耳や鼻の病気が将来起こる腎臓病やひきこもりを予防することになる。喉の腫れを無理に治すと、子宮筋腫や婦人科疾患に移行することもあるし、きちんと治せば、子どもを産めないはずだった人が子どもを授かることもある。特にインフルエンザは、黙って寝ているのが一番いい。熱を無理やり下げたり、ワクチンを打ち続けると、精神・神経病の元になる。今、神経を病む人が多くなったのは、開業医が解熱剤や抗生物質を出し過ぎてきたことも大きな要因だ。子どもの苦しむのを早く良くしたいと思う親の気持ちもわからないではないが、安易に応えてきた医者の責任が大きい。」

僕は、先生とのやりとりの中で、世界で一番良く効く薬の答がわかりかけて、まとまらないうちに叫んでいた。

「時間と場ですね！」

「そうだ。場にも時間が流れているから、答は〝時間〟でいい。昔から〝時間薬〟という言葉がある。傷口を医者が縫っても、完全にくっついて抜糸できるのには1週間かかる。明日までに治してくれと大金を積まれても無理だ。必要なプロセスが7日という時間の中で働くからだ。何事も7段階を踏まないと再生されないが、最も治りにくい心の傷さえ7段階を経れば癒えていく。」

「僕は失恋からもう5年たちますけど、もう少しかかりますか?」

「7日で治ってるだろ。俺なんか7分で治ったけどな。」

先生は若かりし頃、モテモテだったらしい。冗談モードに入ると止まらない。いつもまじめな話は5%くらいで、実は、ほとんどがこんな調子なのだ。人が聞けばメルヘンや妄想としか言いようがない話の中のわずかな隙間で、僕は先生から真実(だと思うこと)を聞き出している。

家に帰ると、いつも余韻が残るうちにメモし、その晩振り返る。インフルエンザの話は、僕がインフルエンザ・ウィルスさんに聞いた話(水星5)と矛盾しない。ウィルスさんは「脳炎にならないよう、熱や咳や体の痛みで吐き出している」と言い、先生は「精神・神経の病を回避するため」と表現したけれど、本質は一緒だろう。時間の先送りは、パルボ・ウィルスさん(水星19-2)がしている仕事そのものだし、百日咳さん(水星3)は、時間の前倒しで支えてくれている。僕はあらためて時間の凄さを感じていた。鏡に〝映〟して自分の顔を見れば、「暗いなぁ、心配し過ぎだぞとか、調子に乗りすぎだぞ、お前は」ということがわかる。都を「遷都」する時の〝遷〟すには、単なる空間の移動だけではなく、その都で培われた時間も一緒に遷したのではないかと僕は思った。だから、ときを現在から未来へ〝遷〟して眺めれば、今の時代の愚かさや未熟さが見える。過去へ目を〝遷〟せば、偉大な先輩たちの努力を発見できる。そして、ときを〝遷〟す中で、音の中から心臓を中心にして未来人間が生まれそうだ(水星20-1)と僕は思っていた。

教育／兄妹

ＩＭ先生に

「ワクチンに代わるものはなんですか?」と、ストレートに質問したことがある。すると一言「教育だ。」と答が返ってきた。確かに正しく教育がなされ、自分が咀嚼できて自分のものになっていれば、肉体に注射で押し付けて覚えさせる必要はなくなる。

「どんな教育ですか?」という問いには、意外な答が返ってきた。

「君は妹から見れば兄だが、兄として何点くらいだ?」

これには正直冷や汗が出た。兄としての役割をどれだけ果たしているか、100点満点の60点以上が合格で、その時僕は、それより下だとしか答えられなかった。母には心配ばかりかけ通しだったので、息子としての点数を聞かれたら、さらに低いことは確実だったけれど、先生はそれには触れずに

「親子や夫婦、祖父母や孫という関係も大事だ。ワクチンをしないという選択をする人が増えているようだが、少し未来的だ。その人たちは、祖父や天国にいる曽祖父たちが、体を張って守ってくれていることを学び、過去をしっかり見つめることだ。右の腎臓への眼差しだ。」

このことは、メモをとるだけにして後で考えることにした。

「ワクチンがいらない世の中になるためには、兄弟の関係性が一番意味をもっている。一人っ子の場合、学年の上や下の子たちを対象に考えればいい。同じ親を選んで生まれて来る兄弟は、かつて仇同士だったことが多い。幼い時に、十分喧嘩して仲良くなるチャンスをもらっている。どうなった時、満点にな

ると思う？」

そう聞かれて僕は、まだ心の準備ができておらず、妹との関係を振り返っていた。兄2人はどちらも尊敬できる頼もしい存在だけれど、妹に対しては真逆の感情があった。生まれた時の妹は、可愛くて仕方がなかったけれど、やがて小学生になる頃、妹ばかり可愛がる母や周囲に僕は嫉妬心から、直接・間接的に虐めるようになっていた。母の愛を独占できた4歳までに戻りたいとか、今思えば幼かったと思えるけれど。その後、僕は自暴自棄になり、尊大になり、同級生をアゴで使うような態度や行為が総スカンで、やがて学校にも行かなくなった。どうしてそうなったのかを考えた時、あの嫉妬心が生まれた瞬間が一つの分岐点だったことに気づいた。上に立つ人間が、下にいる人間を支配したいという欲望が生まれたのだ。そしてそれが、差別・男尊女卑・貧困・戦争に発展してしまう根源ではないかと、中学生なりに見出した答だったのだ。妹が小5になり、僕の妹というだけで、クラスでも虐められるようになった時、口をキッと結んで何も言わず毅然と立っていたこと、「お兄ちゃんは悪くないよ」と、母にだけは告げていたこと。それを後から聞いて、僕は愕然とした。それ以来、虐めていた自分が恥ずかしくなり、妹に勇気を出して謝った。年齢など関係なく、素敵な魂をもった存在が傍らにいてくれることに気づいたのだ。先生は僕の気持ちをすべて手にとるようにわかっているのか、ゆっくり言葉を発した。

「互いが互いを尊敬できるようになった時が満点だよ。」

僕は涙をこらえるのが精いっぱいだった。

「英語で、brother,sisterには、上下関係がない。兄弟・姉妹という上下関係があるのは、日本語と韓国語だけだ。どちらが先にこの世にやってくるかは、お互い同士決めるが、前の兄弟関係の逆を選ぶことがほとんどだな。お互いの立場を、身をもって体験するためだ。
クプともう一人の妹も一緒に、このインタビューの旅に同行してくれて、まとめを手伝ってくれた。2人とも献身的な働きだった。「一緒にウィルスさんの通訳をする」と言ってくれた時から、妹は僕よりずっと優秀な通訳だと、直観的に思っていた。そして何よりも、妹として僕のところに来てくれたことが、ただただ嬉しかった。

犠牲・自由・愛

ＴＶもネットも、朝から晩までコロナのニュースで、顕微鏡に映るコロナの写真をずっと見せられている。普通の目には映らない闇の世界を見せられていれば、人はネガティブになるし、病的になる。今や、コロナ評論家があふれているけれど、もっと光を見なきゃいけないよ。

「ワクチンには必ず副作用があり、死亡事故はつきもの。」

「陰陽論から言えば、当たり前。」

「健康な人がいれば必ず病気はつきもの。」

僕は、独り言の回数が多くなっていた。

「闇の中に熱があり、光を生み出す。」

「光は闇から生まれた。」

「闇は光に勝たなかった。」

「色彩は光の供犠によって生まれた。」

結局、僕がずっと考えていたことは、「犠牲の上に成り立つシステム」のこと。このシステムは、兄弟という関係性の中にもあるし、男女の関係性にもある。男が上、女が下という長い歴史の上下関係から、下に位置し支える存在の「犠牲」という行為が、尊い何かを生み出していることを感じたのだ。でも、青春真っ只中の僕には、男女の関係性については、客観的な見方などできそうもなかった。

母は、僕たちを産み育てるという役目を全うするのに、膨大な時間や労力を惜しみなく捧げてくれている。それで幸せなの？　と思ったけれど、僕が14歳になって色々気づき始めた頃、母は「十分幸せよ。それにね、あなたを14歳まで育てると、神様からボーナスをもらえると聞いていたの。ほとんどのお母さんが貯金に回すらしいけれど、私は遠慮なく昨日もらったわよ。」と答えてくれた。最初、お金かと思ったら、全然違った。「何だと思う？」と未だに答は教えてもらえない。でも最近僕が出した答は「自由」じゃないかと思っている。母が以前よりもずっとずっと自由に生きていて、輝いて見えるからだ。

今のところ、僕が感じているのは、犠牲と自由と愛がひとつながりになっているのではないかということ。そういう世の中になっていて、その舞台で僕らは生きているということ。だから、この3つをつなぐのに、ウィルスさんたちが必要で、人の目に映らないように働いてくれているのだと。僕は、ウィルスさんたちのインタビューの旅をこれから先も続けていきたいと思っている。僕の周囲は、尊敬する小さな存在に満ち溢れているからだ。

註）1. 太陽

（1） 中国湖北省武漢市で2019年12月に最初に報告された肺炎。2003年のSARSコロナウィルスと80%近く同じ遺伝子構造をもつ新型コロナウィルスが原因とされている。世界各地で感染が報告され、日本では「指定感染症」「検疫感染症」に指定され、BSL*3扱い（厚労省、国立感染研究所HPより抜粋）

＊ BSL Biosafety level（バイオセーフティーレベル）：細菌・ウィルスなどの微生物・病原体等を取り扱う実験室・施設の格付け。

グループ	BSL（バイオセーフティーレベル）
1	ヒトあるいは動物に病気を起こす可能性の低い微生物
2	ヒトあるいは動物に病気を起こすが、実験者およびその属する集団や家畜・環境に対して重大な災害を起こす可能性はほとんどない。実験室感染で重篤感染を起こしても、有効な治療法・予防法があり、感染の拡大も限られている。インフルエンザウィルスなど。
3	ヒトあるいは動物に生死に関わる程度の重篤な病気を起こすが、有効な治療法・予防法がある。黄熱ウィルス・狂犬病ウィルスなど。
4	ヒトあるいは動物に生死に関わる程度の重篤な病気を起こし、容易にヒトからヒトへ直接・間接の感染を起こす。有効な治療法・予防法は確立されていない。多数存在する病原体の中でも毒性や感染性が最強クラスである。エボラウィルス・マールブルグウィルス・天然痘ウィルスなど。

武漢市内にはBSL-4の「武漢生物製品研究所」と「武漢国家生物安全実験室」という施設が2015年1月末に竣工、2018年1月に正式運用が始まっている。SARS感染を経験した中国がフランスに技術協力を求めて建設されたラボで、新型コロナウィルスはこのラボから流出したものではないかという噂は当初からネット上では言われていたが、TVや新聞、大手メディアではほとんど報道されず、NHKはその後の番組の中で、フェイクニュース、デマに惑わされないようと否定コメントをしている。特にその理由は述べられていない。

（2） 第二次世界大戦期の大日本帝国陸軍に存在した研究機関のひとつ。正式名称は関東軍防疫給水部本部。731部隊は秘匿名称（通称号）。 満州に拠点をおいて、兵士の感染症予防や、衛生的給水体制の研究を主任務とすると同時に、細菌戦に使用する生物兵器の研究・開発機関でもあった。人体実験や、生物兵器の実戦的使用を行っていた。（Wikipediaより抜粋）
動画は「NHKスペシャル 731部隊の真実 ～エリート医学者と人体実験～」2017年8月13日に放送のオンデマンド。

（3） 『Menschliches Seelenleben und Geistesstreben im Zusammenhange mit Welt-und Erdenentwickelung（宇宙と地球進化との関連における人間の魂生活と霊的努力）GA212 第6章感覚器官としての心臓』（ルドルフ・シュタイナー／佐藤公俊訳）

（4） 『Musikalische Anthropologie（音楽的人類学）』（ Hans-Heinrich Engel ）〈Medical Sektion am Goertheanum〉

（5） コロナ：太陽の周りに見える自由電子の散乱光。冠の代名詞として使われ、クラウンという言葉につながった。太陽表面が6,000度程度であるのに対し、コロナは100万度以上と非常に高温である。高度500kmあたりから温度が上昇し始め、高度2,000kmを境に1万度から100万度まで急激に上昇する。なぜコロナが発生するのか、そして表面から離れているにも関わらず温度が上昇するかは現在でもはっきりとはわかっていない。（Wikipediaより抜粋）

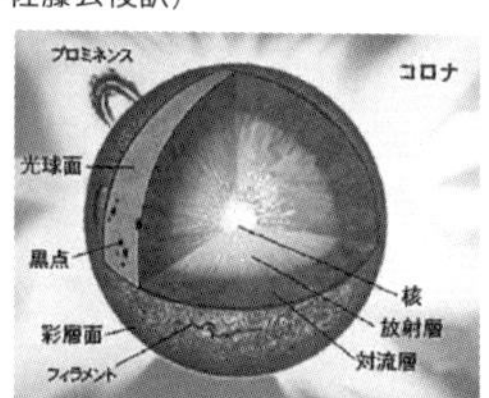

太陽大気の温度構造（縦軸）を文明のスペクトルに、太陽表面からの高度（横軸）を西暦に対比した図（右）。ちょうど2000年を過ぎたあたりで急上昇する曲線の立ち上がりと終わりにコロナウィルスが関わっている。識者たちはこの現象をアセンション（次元上昇）と呼ぶ。

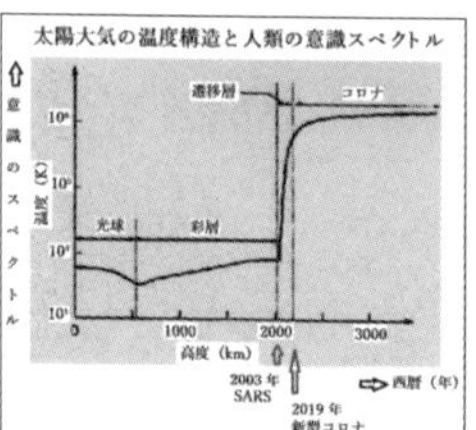

（6） 『蜂と神様』（金子みすゞ）

（7） 生体電流整流器「CS60」は、西村光久が開発したヒーリングデバイス。

（8） 12次元の宇宙情報フィールドにアクセスし「潜在意識・トラウマ・カルマ」を解放する量子レベルのナビゲーター『タイムウェーバー』（寺岡里紗）〈ヒカルランド〉

(9) Next Generation Sequencer：ランダムに切断された数千万－数億のDNA断片の塩基配列を同時並行的に決定することができる機器。生物学の解析手法を一変させた技術。

(10) 固定の住居を持たず、世界中の拠点を移りながら暮らすスタイル、生活者。

(11) プレプリントサーバbioRxivに、新型コロナウィルスについて、HIVウィルスと「不気味なほど」(Uncanny)類似したタンパク質が含まれている、と主張するプレプリントが2020年1月31日に掲載されたものの、研究者等から多くの批判を受け2日後の2月2日に取り下げられた。抄録ではこの類似を「自然界で偶然、起こるとは考えにくい」と主張していた。* 今回の研究で決定された塩基配列は、NCBIのSequence Read Archive (SRA) データベースで、バイオプロジェクト・アクセッション番号PRJNA603194として登録され、ウィルスの全ゲノム塩基配列は、GenBankにアクセッション番号MN908947として登録されている。

(12) 湿原の泥炭層にできる池沼

(13) bluff:「はったり」「嘘」。ポーカーでは自分のハンド(手札)がベストだと主張し、相手にフォールド(降参)させるために用いる手段。

(14) (1) 芥川龍之介の中期を代表する名品の一つ。夫人と青年の対照的な関係を、江藤淳は、「教養主義の空虚さ」を浮き立たせるものと解説している。

(15) 落胤(らくいん)は父親に認知されない庶子、私生児のこと。歴史上では高貴な人物の出自でそれが話題になることが多い。落とし胤(だね)、落とし子。正当な系図には記載されず、一般民衆に混じって生活している。落語の『御落胤』は、隠し箱から八五郎が「三つ葉葵の御紋」付きの短刀を発見し、自分が将軍の御落胤だと咄嗟についた嘘で大騒ぎになる噺。

(16) 『瞑想と祈りの言葉』「12の気分」(ルドルフ・シュタイナー／西川隆範訳)

(17) ver…：消滅、誤った方向、閉鎖・移動・排除、完了・結果、付加、～化、反対概念

(18) 観客に適当な言葉・題目を３つ出してもらい、それを折り込んで即興で演じる落語の形態の一つ。芝浜が三題噺の一つだというのも有名な話。

(19) 1937(昭和12)年、新潟県三条市に創業。石油コンロ、ストーブからエコキュートにいたる暖房器具で、太陽のごとく日本中を暖かくしてきた会社。

註) 2. 金星

(0-1) 『瞑想と祈りの言葉』より「12の気分」(ルドルフ・シュタイナー／西川隆範訳)

水瓶座の気分

境界のあるものよ、境界のないものの犠牲になれ。 境界を失うものよ。 深みにおいて、自身の境界を築け。 流れの中で高まり、 波として流れつつ、自らを保ち、 生成の中で存在へと自らを形成せよ。 境界のないものよ、自らの境界をつけよ	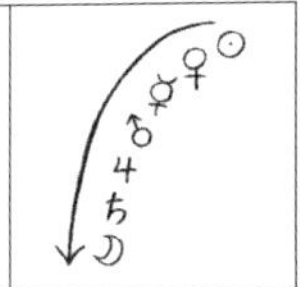

(1-1) 腸骨を蝶に見立てている。蝶は自由を得た葉の化身。クロアゲハは、カラタチ、ユズ、サンショウなど柑橘類の葉のみを食べる。夏の季語。

(1-2) 寛骨は尾骨・腸骨・座骨が融合して完成した骨。ほぼ17歳で完成する。

(2-1) 竹で編んだ籠の網の目、連続した格子状の編組。六つ目、四つ目編み等があり、魔除け効果があるといわれる。 参考 『美の幾何学』(伏見康治・安野光雅・中村義作著)〈中公新書〉

(2-2) 山椒の花は夏の季語で、アゲハ蝶を受けている。と同時に経絡の１つ三焦にかけている。三焦経は、心包経と対をなし、情報とエネルギーの変容(怪我した後のカサブタなど)に関わる。粘膜は聖と俗の境(峰)を成し、微生物たちが活躍する受け渡しの場。

(3-1) 高山の頂上で太陽を背にしたとき、前面の霧に自分の影が大きく映り、その周りに光環が見られる現象。阿弥陀仏が光背を負うて来迎するのになぞらえていう。御来光。夏の季語。

(3-2) ワクチンを生み出した医学は、ウィルスを外敵とみなし「あらがう(抗う／争う)」ことで、体内に「抗体」を作ってきた歴史。身体という神殿は調和の場、戦いの場ではない。ウィルスたちを歓迎する「迎体」をつくっていくことが新たな医学の歴史をつくる。

(4-1) 丹色(赤・朱系の色)　丹頂(赤い頭の鶴)、仙丹(霊力のある薬)。

(4-2) 紀貫之：平安の貴族・歌人。『古今和歌集』の選者、三十六歌仙の一人。『土佐日記』の作者。

(4-3) ルビコン川を9歳で渡る。

(5-1) Mother (母) Meer (ドイツ語で海) Matrix (生み出すもの)、どれも生み出し、異なる次元も行き来する。

(5-2) 下腿三頭筋を構成する筋肉の一つ、底屈に大きく貢献する。注目されなかったこの筋肉は、厚底シューズがランナーのスピードや耐久力、衝撃を和らげることで話題になった。躍動するヒラメ筋の原動力は、胸 (悲) や腹 (怒) に溜まったものを餌にして消化 (昇華) する働き。屈折をバネに前進する若者を応援する。

(6-1) 死に近づく硬い骨 (土星/青) と柔らかく若々しい骨髄 (月/紫)

(6-2) センチネルリンパ節：乳癌の専門医によって発見され、乳房内から乳癌細胞が最初にたどりつくリンパ節と定義されている。癌の転移の有無の指標になっている。

(6-3) 母乳の中に多く含まれるIgAという免疫物質は、赤ちゃんが生後6ヶ月までかぜにかからぬよう働いている。免疫を「素手 (武器を持たず) で、身を守る鎧」に例え、昔から「素の鎧」と呼ばれていた。

(7-1) 橄欖石(クリソライト/ペリドット) $(Mg,Fe)_2(SiO_4)$、天使の目。マグマの活動で山ができ、橄欖石が出現した時、人間の目も一緒にできた。

(7-2) 養殖真珠は小さな切開口を作り、生殖腺に外套膜の切片と核 (貝にとっての痛み) を送り込んでつくられる。

(8-1) 「七重八重花は咲けども山吹の実のひとつだになきぞ悲しき」という太田道灌の歌をもじって詠んだもの。山吹は晩春の季語。

(8-2) アデノウィルスが知恵熱の代表。

(9-1) 蟹座が設計し職人たちがつくった耳から喉までのトンネル。

(9-2) 蝸牛は、内耳でのリンパ産生に携わり、「音楽」は「言葉」に変わっていく。

(12-1) ギリシャ神話。コルキスの黄金の羊。

註) 3. 水星

(0-1) 各星座のドローイングは Rainer Schnurre:The DYNAMIC ZODIAC DRAWING (丹羽敏雄訳) を参考。

(0-2) 『Foundation of Curative Eurythmy』 (Margarete Kirchner-Bockholt)

(1-2-1) 抗生物質 (マクロライド系) の開発により、治療可能となり、1998年に法定伝染病ではなくなった。顕微鏡で観ると「連なった鎖」のように見えるため「連鎖球菌」と名付けられた。A群に属し、ヒツジ赤血球加血液寒天培地上でβ溶血(完全溶血)をおこす。菌種名、化膿レンサ球菌 (Streptococcus pyogenes)。Streptococcus は「よじる」を意味する。

(2-1) 宮沢賢治は『春と修羅』の冒頭の詩の中で22カ月 (胎内10カ月と生まれてから12カ月) という期間を示し、神の内に戻るかどうか決断の猶予期間だと表現している。

(2-2) 1歳までは神の内と呼ばれていた。流産する子の大半は、胎内で帰る決心をしたもの。母の側に罪はない。

(2-3) 肺炎球菌ワクチンは、65歳以上の高齢者にも実施されるようになり、あの世にいつでも帰れる自由が、人生の始まりと終わりで、ある意味奪われつつある。自殺や様々な病気の増加につながっている遠因かもしれない。

(3-1) 文化の後、天保の前。1818年から1831年までの期間。仁孝天皇。

(4-1) 日本における時間の感覚が到達した洗練さの証として、俳句 (五七五のリズム) や、歌舞伎(姿勢・身のこなし)を例にあげ、過去・現在・未来を分けるのではなく、今に収斂させ「瞬間を凝縮拡張させた」芸術として説明。さらに、日本建築が「時間が空間を構成している」のに対し、西洋建築は「時間が空間に制御される」と看破している。『加藤周一における時間と空間』 (ジュリー・ブロック) 〈かもがわ出版〉

(4-2) 岡山県の備前焼や長船 (刀工) が有名。

(4-3) 女性やマイノリティ、障害者の採用、差別のない処遇の実現から広がった取組み。性別・人種・国籍・宗教・年齢・学歴・職歴など多様さを活かす方向性。物事をどう見るかという視点。

(4-4) 1975年の第1回コミケ (コミック・マーケット) は、漫画同人誌等32サークル、700人の参加者だった。現在は夏冬3日間開催に、100万人を越える人たちが集結する。アイドル・アニメ・コスプレ・ゲーム等多数のジャンルに長蛇の列ができる。今、オタク文化は世界進出し、秋葉原は聖地になっている。

(4-5) ボウフラは鬼ボウフラ (蛹) を経て蚊になる。

(5-1)　『インフルエンザとは何か』（クロード・アヌーン／小野克彦訳）〈白水社〉

(5-2)　5つのQ&A

Q1 インフルエンザは、争いや戦争と関係していますか？

A1 関係しないものはない。「ひのこ」がキーワード。

・火の粉：とどまることを知らない人間の欲望、争いに駆り立てる気持ち。

・火の籠：龍（5-2）を閉じ込める竹の籠。かごめ。

Q2 うつる人とうつらない人がいるのは何故？

A2 理由は内にあり。外は応援団。

ウィルスそのものが原因ではなく、内なる理由と結びついて発症する。外にあるもの（ウィルス）は敵ではなく、内が変わるためにきてくれたのだ。

Q3　重症化するのは何故？

A3 風の本質は双方向。

ウィルスが凶暴化するのは、人間が、より破壊的な方向へ向かっている（犯罪の増加、強い抗菌薬・高性能のミサイル開発等々）ため。 人間が穏やかになればウィルスも穏やかになる。

Q4 鳥・豚インフルエンザの役割は？

A4 火を、鳥は頭に、豚は腹にもっている。

・鳥はH13種、N9種＊全ての情報をもっている。

※A型インフルエンザ・ウィルス表面にある2種類のタンパク質、H（赤血球凝集素／ヘマグルチニン）13種、N（ノイラミニターゼ）9種のうち、人・馬・豚は2～3種しかもたない。

・豚の腸は螺旋、生命誕生の場に関わる。

Q5 ワクチンと抗ウィルス薬の効能と限界

A5 過剰な防衛と矛盾だらけの殺傷兵器

(5-3)　網膜から脳への神経は、右目 - 左脳、左目 - 右脳へと情報が反対に伝わる。

(5-4)　中医学では脳を「髄海」と呼び、レオナルド・ダ・ビンチもまた同様の光景をレスター手稿の中に描いている。

(5-5)　この一連の所作は、ポテンタイゼーション（薄めて物質限界を超えて無毒化される過程）と呼ばれている。

(5-6)　インフルエンザ診断キット使用率は日本が世界の大半を占めている。

(6-1-1)　ストレプトマイシン（現在は4剤併用療法）の発見や、栄養状態の改善により、2016年の統計では新規罹患者は約18000人、死亡者は約1900人。

(6-1-2)　BCG（Bacille Calmette-Guerin/ カルメットとゲランの菌）〈このワクチンを開発したパスツール研究所の研究者の名前の頭文字〉赤ちゃんに打つスタンプ状の注射で有名。針は3×3＝9本、それを2回縦並びに、血が出る程度の強さで、二の腕中央に打つことを医師は求められ、その痕はほぼ一生残る。

(6-1-3)　ホトトギスは口の中が赤いことから、血を吐くまで鳴く鳥と考えられていた。正岡子規は、結核で闘病中、血痰を見て雅号として子規（ホトトギスの意味）と名づけた。

(6-1-4)　『精神科学と医学』（GA312第2,4講）

(6-1-5)　1979年製作日本映画。原作山本茂実。製糸業より紡績業の人達の方が結核死亡者数が多いという報告がある。

(6-1-6)　蛾は、蝶（光の化身）より熱の要素が強い。蚕蛾は人工的に家畜化された唯一の昆虫。成虫になっても、自力で生きていけず野生に戻れない点を考えると、シルクロードの中国で、5000年以上前にいわば「遺伝子組み換え」されていたとも言える。

(6-1-7)　Novalis（1772- 1801年）。ドイツ・ロマン主義の詩人。詩『夜の賛歌』、小説『青い花』等。

(6-2-1)　Severe Acute Respiratory Syndrome（重症急性呼吸器症候群）

(6-2-2)　感情に流されず冷静に分析する思考に温かさが加わった思考

(6-2-3)　この動きは、シュタイナーが「6つの魂の練習」として与えたもの。

1）肯定と否定（判断の表明）　呼吸を通して目覚めを促す。

2）共感と反感（意志の表明）　血液循環を介して、身体を暖めリラックス。消化全体が活性化。

3）愛のE：血液循環器系を心地よく暖めるように働きかける。

4) 希望のU：呼吸器系が心地よく暖められる。

5) 畏敬のA・H：抵抗力をつけるための大きな助けとなる。

6) 笑いのH・A：オイリュトミーで笑うと、笑いが本来持っている健康を促進する効果が強まる。

(6-2-4) 腎臓から分泌されるACE2 (angiotensin-converting-enzyme) のSNPs (single nucleotide polymorphism/ 一塩基多型) に変異があると重症化する説を唱える学者が複数いる。

(6-2-5) 武漢研究所でつくられた細菌兵器とする説等

(6-2-6) 世界でいち早く5G (第5世代移動通信システム) を誘致した中国武漢、北イタリア、日本では2月札幌雪祭、3月25日東京で導入され、感染拡大の時期が重なる。トーマス・コーエンは、第一次世界大戦期のスペイン風邪、1968年の香港風邪 (いずれもインフルエンザ) を例に挙げ、ラジオやレーダー機器の導入など、地球上に帯電による量子飛躍 (クォンタム・リープ) が起きた時期とパンデミックの関連性を指摘。世界的物理学者保江邦夫は、コロナウィルスの表面のスパイク長が、27 ～ 35GHz に共鳴することが5G 導入地域のコロナウィルスの活性化につながっているとしている。

(6-2-7) コロナ (コウモリやヘビ)、インフルエンザ (鳥や豚) 等々、ウィルスのほとんどは、動物界からやってくる。人間が動物実験や、環境破壊により、動物虐待をやめねばならないとしている。

(6-2-8) 日本でコロナウィルスでの死亡者が少ない理由を研究したオーストラリアの学者は、先進国の中でBCG を最も実施した国が日本であるとしている。二の腕に一生残る注射痕、60年前の人々の労苦が現代に生きていると考えるなら、今打つ対策は60年後に生きると考える方が正解だろう。

(6-2-9) 顕微鏡の発明 (1863年) により、細菌が発見されて以来、病気の原因や死因は病原菌によるとする派(結核菌発見のコッホやパスツールら) と環境(身体・外的) 要因による派(ベシャンら) の間で大論争が巻き起こった。どちらにも真理があり、死因は大きく6層に分かれていると考えられる。現在、死亡診断書の死因には下表の1のレベルで記載されるが、1～3は、外的要因に責任をなすりつけているのに対し、4～6は、自らの内に原因を求め、恩寵ととらえるところに差異がある。

〈6層の死因〉 6. 進化 (地球・宇宙) 5. 超個 (国・民族・家) 4. 運命 (ホロスコープ)	～のおかげ
3. 体質・遺伝・時代 2. ストレス・生活習慣 1. ウィルス感染・癌等	～のせい

(7-1) 直腸：肛門までの中央に位置する腸。肛門～直腸 (0歳～ 14歳)

歯茎：最初に生えてくる歯は、下上の前歯2本ずつ (中央の歯)。歯が顎の骨の中から突き出してくる (萌える) 時、腸は少し燃える (発熱・不機嫌・腹痛)

(7-2) コレラや腸チフスは、抗生物質の登場以降、先進国では激減し、ウィルス間で、役割の受け渡しがある。

受け渡し例	症状の特徴
コレラ→ロタウィルス	米のとぎ汁様下痢
腸チフス→ノロウィルス	無欲状顔貌
赤痢→ O157 (腸管出血性大腸菌)	出血性下痢

(7-3) ウーバー・システム (運転代行仲介アプリ)、ウーバーイーツ (フード宅配代行)、退職代行 (上司と会うのも怖い人たちのニーズに対して) 等々

(7-4) 江戸時代の死因1位は食中毒。大根役者 (中らない役者) の語源。大根は中らないため。

(7-5) ビリルビン (赤血球が壊れてできた) の黄色。尿の黄色、胆汁から排泄された便の黄色、黄疸の黄色。

(8-1) 手の陽明大腸経、鼻唇溝 (ほうれい線) 上にある経穴。鼻づまり、お通じをよくする効能。

(8-2)　「お多福」は美しい言葉、「おかめ」とも言い、日本的女性美の極致と言われてきた。

(9-1)　『秘儀参入の道』GA233a（ルドルフ・シュタイナー／西川隆範訳）〈平河出版社〉

(10-1)　全身の震えや寝たきりになるケース100件以上。メカニズムを「自己免疫性脳炎」とする見解と否定する意見もある。

ワクチン反対派の主張：子宮頸癌は定期健診でほぼ予防可能（受診率は40%）。ワクチンの効果は低い。重篤な副作用に対し、認知と補償を。

ワクチン推進派：予防はワクチンが最適。副作用24症状（歩けない、手足の脱力、記憶力低下、計算能力低下等々）は最大で1.2%に過ぎない。ワクチンの効果は高い。

(10-2)　『人智学・心智学・霊智学』GA115（ルドルフ・シュタイナー／高橋巌訳）〈ちくま学芸文庫〉

(11-1-1)「子午」＝時刻、「流注」＝経絡の流れの関係を示す図。気の流れはすべて繋がり、24時間のサイクルで体中を周る。24時間を12の経絡別に等分した各2時間が、それぞれの経絡、内臓が特徴的な働きをしている。

(11-1-2) エプスタイン・バール・ウイルス（Epstein-Barr virus）は、発見者エプスタインとバールにちなんで付けられた。 学名はヒトヘルペスウイルス4型（Human herpesvirus 4、HHV-4）。伝染性単核球症の原因ウィルス。潜伏、再活性化し、持続感染し排除されない。腫瘍ウィルスとして、悪性リンパ腫・胃癌・上咽喉癌・平滑筋肉腫・唾液腺癌といった種々の癌を引き起こし、自己免疫疾患（全身性エリテマトーデス・関節リウマチ・シェーグレン症候群・多発性硬化症・バセドウ病など）の原因とも言われている。

(11-1-3)『鍼灸学』（上海中医学院編／井垣清明他訳）〈刊々堂出版社〉参考

(11-1-4) Q1 痛みはどうして出るんですか？

A1 痛みは胆嚢を経由する。

偏頭痛は2つの言語中枢と関わり、帯状疱疹は、我慢の限界を越えた時、胆嚢の経絡上に出る。民間から皇室に嫁いだ美智子妃、雅子妃は、共に頭部に帯状疱疹が出て、美智子妃は一時言葉を失った。その後、回復され、お正月の歌会始などで披露される短歌は、日本語の通じない国の人々にも感動を呼ぶほどになった。

Q2 何故水泡が出るんですか？

A2 金星10潜伏期間参照

Q3 人は何故ケンカするんですか？

A3 兄弟関係をみよ

月［教育／兄妹］参照

(11-1-5) 岩手県を中心に伝えられる精霊的な存在。座敷または蔵に住む神と言われ、家人に悪戯を働く、見た者には幸運が訪れるなどの伝承がある。幼くして亡くなった子どもたちらしく、オムツの臭いを嗅ぐ人もいる。

(11-2-1) 他に麻疹、ムンプス、パラインフルエンザウィルスが属する。

(11-2-2) RS ウィルスに対する特異的抗体。乳幼児の突然死につながる無呼吸の原因が RS ウィルスだと考えられ、つくられた。

(11-2-3)『14歳からのシュタイナー教育』（高橋巌訳）〈筑摩書房〉

(11-2-4) 麻疹のもつ働きをもRS ウィルスは肩代わりする。同じ科であるという以外に、麻疹撲滅に向けた予防接種の徹底により、麻疹に罹るべき子どもたちが罹れなくなったことも一因。

(12-1)　４つの誕生

0歳：肉体的誕生

9歳：世界とのつながりの誕生

14歳：内なる自分とのつながりの誕生

21歳：社会的存在としての誕生

(13-1)　ウイルスを体内に保有している人を“ キャリア ”と呼ぶ。B 型肝炎キャリアの母親から産まれた子供は、高い確率でキャリア化する。

(13-2)　Seroconversion（Sero-: 血清、conversion: 変化）。抗原が陰性化し、抗体が陽性化すること。HBV 量が低下し、感染性も低下、肝病変の改善をみる。

(13-3)　B 型肝炎 Q&A

Q1 どうしてＢ型という名前なのですか？

A1 容姿と働き、本質が名前になる。

「容姿が Beautiful 、働きが Building（造成）と Binding（結合）だ。」
（Beautiful？（笑）ニッカポッカ姿は大工の親方にしか見えない。）
「Building（造成）は、消化・運搬してきた栄養素材を組み立てること。Binding（結合）は、素材がいつでも使えるよう、形態を記憶して貯蔵庫（肝臓）にしまうことや、解毒の時にも働いている。毒を毒のまま排泄しないようにな。ということにしておく。
Q2 B 型肝炎ウィルスさんは、肝臓とどんな関係があるのですか？
A2 偉大なる会社と不良社員、大師匠と末端の弟子
「肝臓は、叡智に裏付けられた技術をもつ偉大なる会社。本社は木星にある。俺たちがかつて住み込みで働いていたところ。今は下請けや、アウトソーシングを引き受けているんだ。」
Q3 特徴的なお仕事を１つを教えてください。
A3 リフォーム業
「肝臓は再生力が強いということは知っているかい？」（はい。）「建て直す時、俺たちの仲間が内外から働いている。特に精神的に立ち直ろうとする時、受注を受ける。肉体的建て直し（怪我や病気）は、C 型たちが請け負っている。」
Q4 忍者のような働き（セロコンバージョン）はどうやって身につけたのですか？
A4 変わり身より代わり身
「変わり身の術は、人間界でのモノマネ芸や、再婚や養子縁組で血の繋がりを超えてその子の親になることなど、例はたくさんある。変わり身は、代わり身になれるかということだ。」
Q5 技術を身につけるのに大切なこと
A5「尊敬と素直の2つ。大人になっても、小学6年生や高校2年生の気持ちを忘れないこと。君たちのように相手を尊敬して素直に学ぶ姿勢は、こちらも嬉しくなる。君たちにわかる言葉で一生懸命説明しようと自然に思えるし、答えているうちにこちらにも発見があって深まるんだ。」

（13-4） 正二十面体の各頂点を切り落とした立体。正五角形12枚と正六角形20枚で構成され、60の頂点と90の辺を持つ。サッカーボールは、この立体に空気を入れて、球に近づけたもの。

（14-1） ジャータカ物語。天の王・サッカが食べ物を求めたところ、猿、キツネ、カワウソはそれぞれがｔ食べ物を全部差し出したのに対し、ウサギは火に飛び込んで自らの肉を捧げようとした（火が涼しくて焼けなかった）。ウサギの善行為をたたえ、月に兎の形が描かれた。

（14-2） 母たちの立場にたった記録（民医連レポート／ WEB 検索可能）と、厚生省の記録を読み比べると、同じ光景が全く違って見える。歴史は勝者・強者の記録であることを実感できる。

（14-3） 人生における身体や魂の成長を7年周期で捉えるバイオグラフィー・ワークは、アントロポゾフィー医学の実践から生まれたもの。63歳（＝7年×9）で一生を終える（63歳以降は余生）と捉えると、0歳と63歳、7歳と56歳のように足すと63歳になる向き合う年齢が大きな意味をもっている。参考『バイオググラフィーワーク入門』（グードルン ブルクハルト／樋原裕子訳）〈水声社〉

（15-1） 江戸時代の医学書「医心方（いしんほう）」に「創（傷口）が風に当たってすくむ」と紹介されている。

（15-2） 「兄が弟を切る」という意味。一子相伝の鷹匠の秘伝を引き継いだ兄が、うっかりその秘密を漏らしてしまった弟をやむなく切る話。縦糸の厳しさを感じる伝説。

（16-1） ゆっくりと進行するウイルス感染。年間1 ～ 4人、発症率は麻疹罹患の中の数万人に1人。遺伝性はなく、人に感染しない。４つのステージに分けられる。
Ⅰ期：軽度知的障害、性格変化、脱力発作、歩行異常
Ⅱ期：四肢の不随意運動（ミオクローヌス）、知的障害、歩行障害進行
Ⅲ期：歩行困難、食事摂取困難。自律神経症状（体温の不規則な上昇、発汗異常等）
Ⅳ期：意識消失、全身の筋肉の緊張も強く、自発運動消失

（16-2） MR（麻疹・風疹混合）ワクチンは、麻疹（Measles）、風疹（Rubella）の病原体を弱毒化した生ワクチン。日本では2006年の予防接種法の改正に伴い、1 ～ 2歳（第1期）、小学校就学前（第2期）に計2回が法定定期接種として推奨されている。2007年、大学生を中心に全国で麻疹が流行したのを期に、翌年8月、厚生労働省が麻疹排除計画を策定し、本

格的な取り組みを開始した。

(16-3) 神道では、古くから神事に用いられ、神の宿る神聖な植物として注連縄に用いられ、「麁服（あらたえ）」と呼ばれる織布が、天皇即位の継承の儀に献上されてきた。大麻を司っていた豪族忌部（いんべ）氏の地、徳島県吉野川流域には大麻(おおあさ)山の麓に大麻比古（おおあさひこ）神社や霊山（りょうぜん）寺（四国八十八か所の一番札所）がある。

(16-4) 供犠によって真の自由を得、愛を体験・発展させる時代を生きる

(17-1) キリストの言葉「私は道であり、真理であり、命である」

(17-2) 肺からの空気が心臓に流れ込まず肝臓に流れる肺静脈をもつ子どもは、最古の硬骨魚ポリプテレス、胃袋から肝臓へ向かう肺静脈をもつ子は、イワシ・カレイ・アンコウなどの新生代の硬骨魚の呼吸循環系と同じ姿。脊椎動物の肺は、鰓腸の壁が風船のように膨らんでできたもので、呼吸器官の発生・発達は、古生代終わりの海の波打ち際で、鰾（うきぶくろ）をもつ魚として故郷の海へ戻る一群と、肺をもつ四つ足として新天地に上陸するグループの2つに分かれたと三木は語る。魚類～両生類へ上陸と降海のドラマは「行こか戻ろか」1億5000万年の逡巡と表現され、ちょうど妊娠期間中の「つわり」の時期に相当する。『胎児の世界』（三木成夫）〈中公新書〉

(17-3) 香川県出身（1925－1987年）。東京大学解剖学教授を退官後、東京芸術大学教授。デッサン力の素晴らしさ、人間的魅力で教室は学生で溢れかえっていた伝説がある。三木の素晴らしさは、深い学識と透徹した眼差しで、姿形の中に働きと叡智を読み取ること、そして何より進化の道を進む同胞と、自らはその道を断念し後方支援するいのちのもつ崇高さを愛情深く表現する力量だ。

(18-1) 健康保菌者は約0.4%と世界的にかなり低い。発症すると致死率100%だが、菌血症レベルに留まり髄膜炎に至らないことが多い。抗菌薬が有効。4群混合ワクチン（A、C、Y、W-135群）が用いられているが、起炎菌の半数以上はB群。B群のワクチンは免疫惹起力が非常に弱く、ワクチンとして有効でない。2歳以下の幼児に効果が期待できず、成人への効果は数年程度しか持続しない。→ 以上の理由からワクチンに頼るメリットが少ない。

(18-2) 「炙る」は、「月」（肉）＋「火」で、肉を火で「あぶる」こと。炎を近づけ、満遍なく熱が加わるように火を当てる。親炙：近づき親しむ。

(19-1-1) アデノイドという腺組織から発見されたためアデノウィルスと名付けられた。

(19-1-2) プールが始まる時期に流行するため、この名がついた。

(19-1-3) 左右に打ち分ける技術と正確で速い送球。

(19-2-1) はひふへほ　ばびぶべぼ　ぱぴぷぺぽ

	ら(らりるれろ)行の応援		か行(かきくけこ)の応援		外国語の応援
は	腹・針・春・晴・ハロウィン	ば	馬鹿・バキ・爆・化・箱	ぱ	パラサイト・パーマ・パリ
ひ	平・ヒリヒリ・昼・鰭・広	び	美化・引・ビク・退け・彦	ぴ	ヒッピー・ピーナッツ・ピンク
ふ	フラ・振・古・触・風呂	ぶ	部下・武器・服・不毛・武骨	ぷ	プチ・プール・プリン
へ	平良・縁・減・経・ヘロイン	べ	別格・別居・べく・別件・べこ	ぺ	ペーパー・ペース・ペリカン
ほ	洞・彫・掘・惚・幌	ぼ	牧歌・忘却・僕・呆け・暴行	ぽ	ポイント・ポカ・ポケット・ポタ
	触れると軽い不安定さ		爆発的に化ける可能性		空飛ぶ期待を抱かせる

(19-2-2) 風疹との関連：流行時期が重なる、妊婦感染・胎児異常や流産。
リウマチとの関連：大人が罹った時の関節痛や血液異常。

(19-2-3) 7歳毎にエネルギーレベルが変わりながら成長する性質

(19-2-4) リウマチのメカニズム：10代の自分にとって、つら過ぎて抱えきれないと判断した場合、未来の自分に委託する。 それを受け取るのは、受け取る能力を身につけた40代の自分で、バイオグラフィー的に対極に位置している。凍った荷物を熱で溶かそうとするも、梱包がうまく開けられない時、その熱が周囲（関節や血管）に炎症を起こす結果になる。リウマチでおこる指の炎症は第2関節で、三分節では、胸と腹（肺と大腸）の間に相当し「悲しみと悔しさ」を浄化する臓器の位置に当たる。

(19-3-1) 水星、水銀、メルクリウスの杖。情報収集や双方向の動き、対極の調整に働く。

(19-3-2) 原因菌は未発見。歯科治療後に出ることも多く、手足と口の関連がわかる。

(20-1-1) 痘瘡は「やまいだれの中の豆の倉」ジャックと豆の木（イギリスの童話）は、牝牛と交換した豆が大きく育ち、空の上の巨人の城に行き、金の卵を生む鶏を盗み出す話。痘瘡理解

のヒントがたくさんある。

(20-1-2) 最も古い天然痘の記録は BC1350年のヒッタイトとエジプトの戦争の頃。古代ギリシア BC430年の「アテナイの疫病」、AD165年から15年間にわたりローマ帝国を襲った「アントニヌスの疫病（350万人が死亡）。12世紀十字軍の遠征で持ち込まれ流行。コロンブスの上陸以降、アメリカ大陸に侵入、先住民族に激甚な被害をもたらした。1520年、コルテスの侵攻軍によってもたらされた天然痘は瞬く間に大流行し、アステカ帝国の滅亡の一因となった。

参考：「疫病と世界史」（ウィリアム・H・マクニール／佐々木昭夫訳）〈中公文庫〉「ウィルス X：人類との果てしなき攻防」（フランク・ライアン／沢田博・古草秀子訳）〈角川書店〉

(20-1-3) 1958年に世界保健機構（WHO）が世界的撲滅作戦を訴えた時には、毎年200万人もの人々が天然痘で死亡していた。米疾病対策センター（CDC）から、1966年に天然痘撲滅キャンペーンの指揮のため世界保健機関（WHO）に派遣されたアメリカの医師ドナルド・A・ヘンダーソンが先頭に立ち、感染が深刻だったインドやアフリカなどでワクチン接種を進めた。

(20-1-4)「シュタイナーのカルマ論～カルマの開示」GA120（ルドルフ・シュタイナー／高橋巌訳）

(20-1-5) Vaccinia virus（種痘ウィルス）ジェンナーが予防接種に用いたとされる牛痘ウィルスを、人から人、牛から牛へ継代してきたもの。ワクチンの語源。ジェンナーの偉業の1798年より6年前に日本の秋月藩（福岡県）で種痘は開始され、さらにその200年前、中国でも実施されていた記録がある。

(20-1-6)「常音核融合」は「常温核融合（太陽核で核融合により、毎秒約3.6×1038個の陽子がヘリウム原子核に変換されている）」に真似た造語。軽い元素が融合して重い核種に変わる「核融合」は膨大なエネルギーを放出する太陽の輝きの源泉。「凝集系核科学国際会議（金属内のように原子や電子が多数集積した状態で元素が変換する現象を研究する分野）」や、国際常温核融合会議が研究をけん引し、日本でも文科省が担当している。同学会理事高橋亮人の「正四面体凝縮（TSC）理論」

(20-2-1) 感染者の皮膚が内出血によって紫黒色になることに由来。ペスト（ドイツ語：Pest, 英語：plague）は、疫病（plague）の語源ともなり、中世世界の人口の三分の一から半数近くを殺戮した。ユスチニアヌス大帝の時代の大流行は、ローマ帝国を滅亡に導く一因となり、モンゴル帝国の支配者たちをも殺した。

(20-2-2)『子どもの歯の生え変わり～魂の発達を映し出す鏡』（アーミン・フーゼマン／本田常雄訳）〈涼風書林〉

(20-2-3) 人間から自由を奪い、人間に死と苦痛と不幸をもたらすものすべての象徴。『100分 de 名著 アルベール・カミュ／ペスト』（中条省平）〈NHK 出版〉

(20-2-4) 記憶もなく、希望もなく、彼らはただ現在の中にはまりこんでいた。現に彼らは現在しかなかった。ペストは彼ら全員から愛の能力と友情の能力さえも奪ってしまったのだ。なぜなら、愛はいくらかの未来への期待を必要とするものだからだ。しかし、我々にはもはやその瞬間その瞬間しか存在していなかった。

(20-2-5)「人間同士助け合いましょう」というヒューマニズムが駄目なのは「人間とはこういうものだ」とわかったつもりになっているからです。「自分は何も知らない」という認識をもって、自分の判断を過信せず、善悪を予め決めつけず、「何物をも否定しない」ことから出発すべきなのです。

(20-2-6)『ペスト』（アルベール・カミュ）〈新潮文庫〉1947年刊。ペストに襲われたアルジェリアの一都市オランの恐慌状態と、極限状況の中で発揮されるヒューマニズム・連帯感・犠牲的精神を描く。ノーベル文学賞受賞。

(20-2-7)『ためらいの倫理学 戦争・性・物語』（内田樹）〈角川文庫〉

(20-2-8)（ドイツ語で「ローマの嘴の医者」）を描いたパウル・フュルストの版画／感染源とみなされていた「悪性の空気」から身を守るため、全身をガウンで覆い、大量の香辛料を詰めたくちばし状のマスクを装着している。当時の治療法は、腫れたリンパ節にヒルをあてがう瀉血だった。

(21－1)「あの日から3年、ついにこの瞬間が来ましたね。」思い入れのあるプロアスリートが大怪我から復帰して優勝したした時のインタビュアーの第一声に僕はしびれた。支えた家族や彼の復帰を待っていたファンもいきなり号泣してしまう。これぞプロのインタビューだと思った。その人の生い立ちや競技人生を尊敬の眼差しで見つめていたことが伝わってくる。プロのインタビュアーとは、自分を無にして、立ち位置を相手の足元や背後に一瞬に移動し、その人自身の視線や思いを感じ取れる能力を身に着けた人のことを言うのだと思う。

(21－2) 性的マイノリティ（少数者）の総称。「L: レズビアン（女性同性愛者）」、「G：ゲイ（男性同性愛者）」、「B: バイセクシュアル（両性愛者）」、「T: トランスジェンダー（性別越境、性別違和）の頭文字をとって名づけられた。

(21－3) クイーンのヴォーカリスト。「ママ　たった今人を殺して来たよ」これからは、新しい自分、ゲイとして生きていくから、後戻りはできない、もう決めたこと。そこには、民族・自由・人類のテーマが含まれている。

註）4. 月

(1-1) 扉絵 “Moon”presented by Etsuko Inoue. 芸術療法士さんの作品。背景の紫は月を表す色で、月の子音 EI が白く浮かび上がってくる。何よりこの絵で癒された人が多く、きっと自分の心が映し出されたのだろう。

(1-2) 金星6　母乳、水星註7-3参照。

(1-3) 希釈・濃縮により、その物質の情報を取り出し、水や乳糖などの物質に転写すること。D6は10倍希釈を6回、C30は100倍希釈を30回の意味（D：10倍、C：100倍）。

(1-4) 水星5インフルエンザ参照。

(1-5) 呼吸を整え、左手をお腹に当て右手をその上に重ねる。

(2-1) サミュエル・ウィリアムズ（1812 － 1884年）は、漂流民から日本語を学び、キリスト教普及のため『マタイ伝』の日本語訳を完成し、日本語語彙表を作成。『S・ウェルズ・ウィリアムズ～生涯と書簡』（宮澤眞一 訳）〈高城書房〉、『ウィリアムズ日記』（朝河貫一）

(2-2) 『動物はすべてを知っている』（J. アレン・ブーン／上野 圭一訳）〈ソフトバンク文庫〉

(2-3) 『パラケルスス～奇蹟の医の糧』（大槻真一郎＋澤元亙訳）〈工作舎〉『パラケルスス～奇蹟の医書』（大槻真一郎）〈工作舎〉

(2-4) 自著『十二支考』『南方閑話』『南方随筆』『燕石考』の他、『森のバロック』（中沢新一）〈せりか書房〉、南方熊楠コレクション　中沢新一編『南方民族学』『浄のセクソロジー』『動と不動のコスモロジー』『森の思想』等

(2-5) 南方熊楠とかけて「縦なしの横一面男」と解く。「あらゆるものごとや出来事にどこまでもつながっていって果てしがない、キリがない、際限がない」一切智曼陀羅人間。宮澤賢治とかけて「横抜きの縦一直線男」と解く。「よだかの星のよだかのように、どこまでもどこまでも垂直に天空飛行し、銀河系の彼方に飛び込んでいって木っ端微塵に散らばっていこうとする」銀河系曼陀羅人間。『南方熊楠と宮澤賢治～日本的スピリチュアリティの系譜』（鎌田東二）〈平凡社〉

(2-6) 仏堂に飾る旗。竿柱に長い帛（はく）を垂れ下げたもの。

(2-7) 宮沢 トシ（1898-1922年）岩手県立花巻高等女学校で教員を務め、結核により24歳で死去。彼女の死は賢治の創作活動に大きな影響を与え、唯一の詩集『春と修羅』は、トシの晩年から死後にかけての時期に執筆された。

(2-8) 岩の原形、始原岩層。『ゲーテ地質学論集～鉱物編』（ゲーテ／木村直司編）〈ちくま学芸文庫〉

(2-9) （二成、双成、二形）とは、一つのものが二つの形状を持つこと。特に男性と女性の性器を兼ね備えた両性具有を指す。

(2-10) 顕花植物の対語。下等植物とみなされた生物に対して使われていた分類用語。かつて、生物の分類を動物と植物に分けていた頃（二界説）、植物の中で花の咲かないものに対してこの語が使われた。コケ・シダ植物、藻類、変形菌や卵菌、真正細菌、藍藻、放線菌、バクテリア、メタン菌、高度好塩菌など

(2-11) 土宜法龍宛明治36年7月18日付書簡の中で描いた。この書簡の中で熊楠は、春画やセックス等のとりとめない話題に寄り道をした後、突然仏教の話に入り、熊楠流の真言密教的な世界観を開陳した図とされた。『南方マンダラ』『熊楠の星の時間』（中沢新一）

(2-12) ウィルスによって進化共生してきたという概念も、ウィルス学の中では共有されている。

(2-13) 言語学習に脳の側頭部の「ミラーニューロン（鏡の神経）」が働くのをイタリアの脳科学者が発見。

(2-14) 皮膚は、表皮・真皮・皮下組織の3層構造からなり、真ん中の真皮は、28日のリズムを月から受け取り、表皮に伝え28日でターンオーバーする。

(2-15) このシワは手相占いによれば、将来結婚する人数らしい。ということは、僕は4人の女性と結婚するのかなぁ。

(2-16) 指を12本並べたくらいの長さというのが名前のいわれとされている。でも実際の長さとは異なることを外科医は知っている。生まれた時、6本目の指を持っている赤ちゃんが稀にいる。本来十二指腸のところに収まって、この世の出来事を消化してから見えない指として小指の隣に出てくるべきなのが、早まって出てしまい、目に見えてしまったのかもしれない。

(2-17) ここには12星座の働きや山羊座が外部空間とつなげてくれた平衡感覚の中心がある。だから腹をくくるとバランスを失わないし、鳶職はどんな高いところでも良い仕事ができるのだ。経絡は、小指の外側を小腸経、薬指側を心経が走っている。

(2-18) 『心臓の秘密①』〈マグノリア文庫4〉P13心の耳参照

(2-19) 土器の口縁部内側に、吊り手用の環状取手をもつ鍋形土器。中世に始まり、地方によっては近世まで煮炊きに用いられた鍋。北海道、サハリン、カムチャツカなどの地域で、擦文土器・オホーツク土器に伴って発見される。写真は『擦文・アイヌ文化』(野村宗編)〈北海道新聞社〉より引用。

(2-20) バルセロナの北西モンセラット(カタルーニャ語でギザギザした山)にあるベネディクト会聖マリア修道院(11世紀に設立)の黒いマリア像が起こした奇跡が有名になり、世界各地から多くの参拝者がある。

(2-21) 1858年にルルドの聖母の出現以来、カトリックの巡礼地となり、聖域の事務局によれば、約6万人の患者や病人を含む毎年600万人の巡礼者や観光客を迎え入れている。ピレネー山脈のふもとにあり、聖域は町の西側、ポー川に沿って町から出ていく地点にある。

(2-22) サクラソウ科ルリハコベ属の一年生草本。図は「なかなかの植物ルーム」HP 参考

(2-23) 小腸(空腸と回腸)において腸間膜の反対側の所々に存在する、絨毛が未発達な領域。腸粘膜の面積を増大させ、栄養の吸収効率を上げる哺乳類の免疫器官の1つ。集合リンパ小節(リンパ球の集結する免疫器官)と呼ばれ、他に口腔扁桃にも見られる。図は㈱カルビーHP を参考に作成。

(2-24) 命は運ばれてくるものだから「運命」だと漢字は教えてくれている。つくるものではないのだ。水星2肺炎球菌参照。

(2-25) 遺伝子の相互転座によって生じる高悪性度 B 細胞性腫瘍。外科医デニス・バーキットが1958年にアフリカで小児に発症する腫瘍を報告したことに由来。

(2-26) 今ではもう使われなくなった「バカチョン・カメラ」という言葉を IM 先生は教えてくれた。ピントを合わせれば誰(「バカ」でも「チョン」)でも撮影できるカメラのことで、今ではオート・フォーカスが当たり前になっている。「チョン」とは朝鮮人をバカにした言葉だと。それ以来こうした侮蔑用語を決して使わないとことに決めたそうだ。争いは無知からくるのだ。

(2-27) GA312『精神科学と医学』(ルドルフ・シュタイナー/本田常雄訳)第3講

(2-28) 『シュタイナーの名言集』(竹下哲生)〈SAKS-BOOKS〉

(3-1) イスラエルの歴史学者。ヘブライ大学歴史学部終身雇用教授。ゲイであることを公言。人が作り出したストーリーと、リアリティとの違いを理解する能力が、科学研究にとっても極めて重要とも述べている。

(3-2) Peer pressure。地域共同体や職場など特定のピアグループ(Peer group)において意思決定を行う際、少数意見者に対し、暗黙のうちに多数意見に合わさせること。「一部の足並みの乱れが全体に迷惑をかける」という脅迫や、デメリットを誇張し社会的排除を行うなど。

(3-3) adjuvare(助ける)に由来。主剤に対する補助剤の意味。免疫学の分野では、抗原と抗原性を共有せずに、免疫を強化する物質の総称。予防医学では、ワクチンと併用し、効果を強め、水酸化アルミニウムやリン酸アルミニウムが用いられている。日本製ワクチンで、アジュバントを添加しているものは、小児用肺炎球菌(プレベナー)、B 型肝炎(ビームゲン)、HPV、四種混合ワクチン等。

(3-4) 『それでも受けますか?予防接種』『受ける?受けない?予防接種2』(監修:母里啓子/古賀真子)〈NPO 法人コンシューマネット・ジャパン〉を参考。

(3-5) 石川恒夫氏のワークショップ。正多面体の奥深さが学べた。

(3-6) スイカズラ科ノヂシャ属の1~2年草。若葉を食用とする。グリム童話「ラプンツェル(髪長姫)」に出てくる野菜。

(3-7) ランセットというメスでいかに見事な瀉血をするかが当時の医者のステータスだった。医学雑誌「ランセット」はその名残り。

終わりに

第2巻の予告

目　次

5. 火星
1. 音楽：川と門脈／眼球の調べ／骨のオーケストラ
2. 絵画：心を映し出す鏡／自分の中の天然痘／変容
3. 彫刻：動きから形へ／言葉がつくる未来
4. 建築：天井からつるす家／戦いはやめられるのか

6. 木星
0. 春：アレキサンダーリート
1. 林業（初夏／秋田）：森に宿る白い神
2. 農業（晩秋／福島）：四季と四つの臟器／秋の田うない

以下

エレウシスの秘儀／母乳の神秘
迎体の本質／エフェソスのアルテミス神殿
キリスト教的物質学／歴史症候学
アレキサンダーの彼岸／東の世界の役割
フェレールの原理／旅のまとめ
全8章構成

7. 土星
1. 金属が語る／鉛のメルヘン

以下

自家薬籠／人体という新たな神殿
全6章構成

（2021年春刊行予定／日時内容は流動的）

木製正多面体リスト／僕の尊敬する兄妹たち

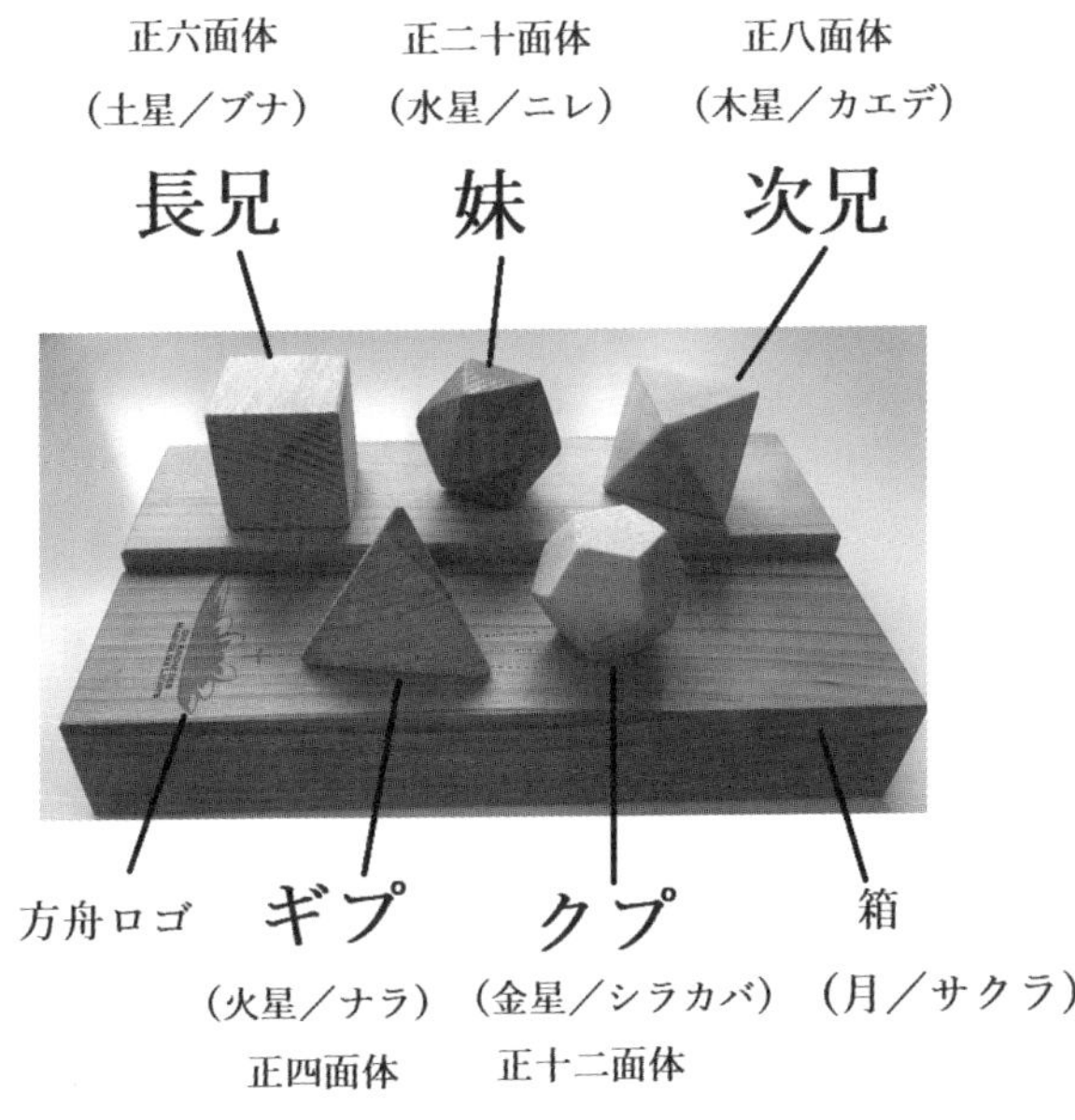

方舟ロゴ

田谷美代子さん作。「方舟」「葉小舟」「運ぶ音」の意味をもつ素敵なロゴ。
言葉という葉に乗せて小舟は運ぶ。運ぶのは良き音楽。

購入ご希望の方はマグノリアの灯事務局まで
NPO 法人　マグノリアの灯事務所
〒969-0401　福島県岩瀬郡鏡石町境445
TEL＆FAX：0248-94-7353
magnolianohi1309@yahoo.co.jp

マグノリア文庫一覧

	書名／内容紹介	著者 講演者	価格／紙媒体 電子書籍
1	**三分節で考える病の意味 甲状腺の気持ちを考える** 人体の構造や機能を、頭部（思考）／胸部（感情）／腹部（意志）の三つで捉える考え方。頭・手足・指・皮膚も三つに分けられ、症状の意味も、三分節の視点からみると、納得する答にたどり着く。	山本　忍	330円 300円
2	**苦難とキリスト者的生き方 ヨーロッパからの眼差し** 地震や津波、放射能事故、戦争や病にどう向き合うか、心や体が受けた傷に働いている力の秘密について、司祭が優しく語りかけてくれた。2014年10月、福島の児童養護施設開園記念講演記録。	クラウディア・シュットックマン 山本　忍	500円 340円
3	**宿ったいのち・宿る前のいのち 医師と司祭の協働** 母の胎内に宿ったいのちが、十月十日の間、星の力によって成長する様子を医師が語り、宿る前、胎児がどんな光景を見てきたのか、司祭が語る。2015年5月、母の日の講演録。	クラウディア・シュットックマン 山本　忍	500円 350円
4	**心臓の秘密①『自由の哲学』から読み解く** 「心臓の4つの部屋の意味」「心臓形成48日間物語」「心電図波形と福音書の関連」他、心臓の病気（起立性調節障害・心房細動・心筋梗塞）を独自の視点で読み解いた書。	山本　忍	500円 480円
5	**バイオダイナミック農法から読み解く 時間の秘密**	橋本 文男 山本　忍	未刊
	マグノリア・アグリ・キャンパス講義録　三部作		
6-1	**硫黄・塩・水銀プロセス 農業・錬金術の3原理を学ぶ** 原発事故後の福島に畑をつくろうと立ち上がったNPO法人マグノリアの灯。プレパラート撒布で放射線量は激減。その謎や、バイオダイナミック農法を深く学ぶ連続講義。錬金術の3原理を学べる最良の書。	竹下 哲生	990円 ――
6-2	**収穫：人と空と大地――ともに稔るバイオダイナミック農法** 「安全で美味しい野菜ができるのは副産物」「本来の目的は、地球の治療」「地球は、野菜が人間に食べられることを望んでいる」。賢人たちによって語られるバイオダイナミック農法の真実。	アンドリュー・ウォルパート他	1,650円 1,000円
6-3	**愛の栄養学 カロリーを超えて** 栄養はカロリーだけで測れない。目・鼻・耳・舌・触感全てが関わる。健康にのみ焦点を当てる「エゴイズムの栄養学」に対し「愛の栄養学」は、真にこの世界を知るためにある。新味覚地図も掲載した画期的な栄養学書。	竹下 哲生	2,750円 2,200円

山本 忍（やまもと しのぶ）
1958年千葉県生まれ。東京医大卒。医療法人ひもろぎ会神之木クリニック院長(横浜市)。地域医療・ホスティック医療の実践に取り組んでいる。2011年東日本大震災後、福島県でNPO法人マグノリアの灯を立ち上げ、バイオダイナミック農法を導入。アントロポゾフィー医学認定医。日本ホリスティック医学協会理事。

マグノリア文庫❼-1
クプとギプと上手にかぜをひく子①
～痛くない未来の注射～
2020年(令和2年)7月26日 初版第1刷発行
著者・発行人：山本 忍
発行所：マグノリア書房
NPO法人 マグノリアの灯 事務所
〒969-0401 福島県岩瀬郡鏡石町境445
TEL&FAX：0248-94-7353
magnolianohi1309@yahoo.co.jp
発売所：株式会社 ビイング・ネット・プレス
〒252-0303 神奈川県相模原市南区
相模大野8-2-12-202
TEL：042-702-9213
編集・イラスト：マリエ／奥寺 由美
装 幀：髙橋 祐太
本文デザイン・DTP：森 厚彦
協 力：尾竹 架津男／橋本 京子
／橋本 文男／吉田 秀美
定 価：本体1,600円+税